JN222543

精神看護学

（改訂新版）精神看護学（'25）

©2025　山田典子・桐山啓一郎

装丁デザイン：牧野剛士
本文デザイン：畑中　猛

s-75

まえがき

「あなたの"こころ"はどこにありますか？」

　精神看護学概論の初回の講義で学生へ尋ねると「胸」や「腹」「頭」に手をあてる光景を目にする。近年，神経科学研究の進歩は目覚ましく，人間が人間らしく生きるための根幹をなす"こころ"の基盤である脳科学の知見が治療や看護に影響を及ぼしている。

　脳科学研究は，認知，行動，記憶，思考，情動，意思など人間の心の動きを生み出す脳の機能と構造を明らかにし，科学的基盤を創ってきた。データサイエンスを駆使し，より深く客観的に人間のこころを理解し，諸課題の解決に活用しようとする動きがある。その波及効果は大脳生理学や医学・看護学に止まらず，情報学，ロボット工学等の学問分野に広がっている。また，脳科学は心理学，教育学，倫理学などの人文・社会科学の領域にも影響を与え人間の精神活動の解明に影響を及ぼしている。

　このような背景のもと，精神看護の現場で「トラウマ」を扱う機会が増えている。たとえばガイドラインに沿った治療を行っているにもかかわらず，その効果が思わしくない，家族（人間）関係に何か問題がありそうな患者さんを例にとろう。看護師は患者さんの発言や行動から，「なにか他にもありそうだ」「このしっくりこない感じはなんだろう？」と気がかりを感じる。この気がかりの背後に見え隠れするのがトラウマ体験だ。トラウマは，外的または内的な要因による肉体的・精神的な衝撃を受けたことで，長期間にわたりその影響を受け続ける状態を指す。たとえば自然災害や戦争，事故，暴力，いじめ等のストレスフルな出来事が要因となり心に傷を負う。心的外傷後ストレス症（PTSD）はトラウマによる外傷体験の後，長期にわたりその影響が残り，その後の「生きづ

iv

らさ」に影響を及ぼす。自然災害が多い日本では，毎年多様な災害被害に遭い心身共にケアを必要とする。災害時は医療サービスの提供に滞りが生じ，精神障がい者の服薬管理や生活環境の確保も難しい。そこで，今回の改訂では「困難な患者」を理解するために不可欠な災害時の精神的看護と，アディクションや発達に係る日常的なトラウマケアについてふれている。

　そもそも精神看護は，その人の身体性を包含し，対象者との関係性の中で機能する看護である。世界を激変させた COVID-19 は，人間本来の集団で生活し，働き，共に食べ，笑い，むつみあう生活をフリーズさせた。しかし，三密を極力避けて過ごした 3 年間は，ICT や DX を加速させた。これまで「引きこもり」，移動の手段を持たない患者家族，「稀少疾患の当事者」の会に参加できなかった人々のネットワークが拡大したのはケガの功名であった。一方で他者への関心と希求は薄らぎ，顔の半分をマスクで覆った表情から，相手の感情を読み取り，おもんぱかり，ねぎらい配慮する関係構築力は低下しているのではないだろうか。

　関わりの難しい患者さんには物質関連症や嗜癖症，パーソナリティ症，神経認知障害の方など生きづらさを抱え，心穏やかに自己肯定し生活することが難しい方もおられる。

　本書は精神看護の包括的な見方を提供することを目指し，精神看護学の重鎮である松下年子先生，森　千鶴先生，辻脇邦彦先生，そして次世代を担う桐山啓一郎先生にご執筆いただいた。臨床経験豊富な講師陣による本テキストは，受講生の学びの旅の良き友として，また伴走者としてみなさんの助けになるだろう。

2024 年 11 月

山田　典子

目次

15 | コンサルテーションとリエゾン精神看護

索引

1 | 精神看護の概要

山田 典子

《**目標＆ポイント**》
(1) 現代社会における精神保健医療の課題（精神科の病院から地域へのシフトに関連した諸問題，本人の意思決定等の倫理的課題等）について説明できる。
(2) 精神看護とは何か，その目的と役割，対象について説明できる。
(3) 精神看護の将来に向けた課題，可能性について述べることができる。
《**キーワード**》 精神，メンタルヘルス，こころの看護，人権，アドボケイト，地域包括ケアシステム，災害時の精神保健

1. 現代社会における精神保健医療の課題

　医療計画は，疾病・事業ごとの医療体制（がん，脳血管疾患，心筋梗塞等の心血管疾患，糖尿病，精神疾患，救急医療，災害時における医療，新興感染症の発生・まん延時における医療，へき地の医療，周産期医療，小児医療（小児救急を含む），在宅医療，その他特に必要と認める医療）と地域医療構想および地域医療構想を達成する施策，病床機能の情報提供の推進，人材確保等をもとに策定される。本科目では精神医療の病院から地域へのシフトに関連した諸問題と精神障がい者本人の意思決定等の倫理的課題等に焦点をあて，精神看護について説明する。

（1） 入院医療中心から地域生活中心へ

　我が国の精神保健医療は，2004（平成16）年9月に策定された「**精神**

保健医療福祉の改革ビジョン」において「入院医療中心から地域生活中心へ」という理念を明確にし，様々な施策が厚生労働省主導で行われてきた。

近年，精神疾患を有する患者の数は増加傾向にあり，2017（平成 29）年には約 420 万人と公表され，傷病別の患者数をみると脳血管疾患や糖尿病を上回るなど，精神疾患は国民にとって身近な疾患となった。

厚生労働省によって 3 年ごとに行われる患者調査は，医療施設を利用する患者について，その傷病の状況などを調査し，今後の医療行政の基礎資料を得ることを目的としている。2020（令和 2）年度の調査では傷病分類別にみると，入院では「精神及び行動の障害」が 23 万 7,000 人，「循環器系の疾患」19 万 8,000，「損傷，中毒及びその他の外因の影響」13 万 5,000 人と，精神疾患による入院が最も多かった。

受療率（推計患者数を人口 10 万対で表した数）は，入院・外来別にみると，入院 960（男 910，女 1,007），外来 5,658（男 4,971，女 6,308）と，いずれも女性の方が多い。年齢階級別にみると，入院，外来ともに 65 歳以上が最も高くなっているが，受療率の年次推移は低下傾向であった。

また，退院患者の平均在院日数を傷病分類別にみると，長い順に「精神及び行動の障害」294.2 日，「神経系の疾患」83.5 日，「循環器系の疾患」41.5 日と，精神疾患による入院が長期であることがわかる。自治体や各医療施設の努力にもかかわらず，依然として入院医療中心の医療であり，精神看護の提供の場も病院が主流であることに変わりはない。

現在，(1) 統合失調症，(2) うつ病・双極症，(3) 認知症，(4) 児童・思春期精神疾患および発達障害，(5) 依存症（①アルコール使用症，②薬物使用症，③ギャンブル行動症），(6) 心的外傷後ストレス症（PTSD），(7) 高次脳機能障害，(8) 摂食症群，(9) てんかん，(10) 精神科救急，

(11) 身体合併症，(12) 自殺対策，(13) 災害精神医療，(14) 医療観察法における対象者への医療，これらが精神看護の対象疾患とされている[1]。

（2）精神障害にも対応した地域包括ケアシステムの構築

このような背景のもと，2017（平成 29）年 2 月の「これからの精神保健医療福祉のあり方に関する検討会」報告書において，精神障害の有無や程度にかかわらず，誰もが地域の一員として安心して自分らしい暮らしができるよう，医療，障害福祉・介護，住まい，社会参加（就労），地域の助け合い，教育が包括的に確保された「精神障害にも対応した地域包括ケアシステム」の構築を目指す，新たな理念が提起された。

行政と医療，障害福祉サービス，介護サービス等の多職種・多機関の顔の見える連携を推進し，精神障害を有する方や精神保健（メンタルヘルス）上の課題を抱えた方（以下，「精神保健医療福祉上のニーズを有する方」と表記する）が，その意向やニーズに応じ，身近な地域で切れ目なくこれらのサービスを利用し，安心して暮らせるようにする体制の構築を目標とする。そのために，

① 精神障害にも対応した地域包括ケアシステムの構築を推進する観点から，必要な諸制度の見直し，障害福祉計画や 2024（令和 6）年度からの次期医療計画への反映および必要な財政的方策等も含め，関係省庁および省内関係部局との連携を図る。

② これまで精神保健医療福祉領域で課題とされている，精神保健及び精神障害者福祉に関する法律（昭和 25 年法律第 123 号。以下，「精神保健福祉法」）に規定する入院にかかわる制度のあり方，患者の意思決定支援や患者の意思に基づいた退院後支援のあり方の検討を続ける。

2. 精神看護とは何か

　精神看護は，精神疾患の患者および心の健康や精神保健を包摂する。誰もがいきいきと，その人らしく，心身ともすこやかに人生を送るための看護である。

　アメリカの学者ジェラルド・カプラン（Gerald Caplan）は，1960 年代に予防の三段階モデルを提唱した。このモデルは健康，特にメンタルヘルスの分野で広く適用されている。これにならい，精神看護とは，まだ診断名のついていない地域住民への予防的介入（**第一次予防**），主に統合失調症やうつ病などの診断のもと病院施設内で治療と看護が提供される「精神科看護」（**第二次予防**），そして退院に向けての精神科リハビリテーションおよび自宅やグループホーム等での退院後の社会復帰に向けての看護の提供（**第三次予防**）で構成される。

　健康に関する予防活動において，**一次予防**は健康増進や特異的予防であり，生活環境の改善，適切な食生活，運動・活動の励行，適正飲酒・禁煙，ストレス解消，事故防止・職業病対策等に配慮する。

　二次予防は早期発見，早期治療を示し，健康診断・健康診査・人間ドックによって初期の段階で疾病の兆しを把握し，臨床的治療を行う。

　三次予防とは機能低下の防止と治療およびリハビリテーションのことで，適切な治療・傷病進行阻止，作業療法，機能回復訓練，日常生活動作訓練，介護予防，職業訓練，職場復帰などがある。

　カプランの予防モデルは，その汎用性の高さから，様々な分野で問題解決や予防的アプローチの基本的な枠組みとして広く影響を与えている。

3. 精神看護の目的と役割，対象

　精神看護の目的は，誰もがいきいきと，その人らしく，心身ともにすこやかに QOL を維持向上させることである。いわば，誰もが経験する日常生活におけるこころの健康問題を対象とした看護であり，対象は日常生活で誰もが経験するこころの健康問題を抱えた人である。

　ストレスが多いといわれる現代社会において不安や悩みを抱えてしまうことは少なからずあるだろう。たとえば，誰もが日常生活で経験する可能性があり，こころの健康に影響を与えるものとして「職場や学校での人間関係の悩み」,「家族関係での悩み」,「経済的な問題に関する悩み」,「健康問題に関する悩み」が挙げられる。また，精神疾患は時代や文化によって異なる捉え方をされてきた（第2章参照）。古代から中世には悪魔や呪いが原因と考えられ，近代に疾患として位置づけられ薬物療法が主流となった。精神看護にはこれらの変化に対応し，こころの健康を促進するもの（広義）と精神疾患をもつ人の治療と回復を支援する（狭義）という二つの意味合いがある。

（1）広義の精神看護

　予防的介入として，精神看護は，こころの健康を取り戻したいと願っている人を対象としている。「こころの健康」とは単に精神疾患を有する人だけではなく，人々が生きていく過程で直面する様々な「こころの問題」も含まれる。つまり，社会で生きているすべての人たちを対象にした幅広い支援活動である。個人の精神保健に関すること，たとえば「職場や学校で周囲の人になじめなくてつらい」,「介護が必要な親と子育ての両立，自身の健康で悩んでいる」,「感染症の拡大や景気の低迷で失職し，金銭的に余裕がなくて苦しい」,「病気にかかってしまって治る見込

みもなく，これからを考えると不安」等，こころの健康の維持・回復に対するニーズに対応する。

（2）狭義の精神看護

精神看護学の座学や演習，実習では主に精神科看護を中心に学ぶ。

日本精神科看護協会では「精神科看護とは，精神的健康について援助を必要としている人々に対し，個人の尊厳と権利擁護を基本理念として，専門的知識と技術を用い，自律性の回復を通して，その人らしい生活ができるよう支援することであると定義している[2]。

精神科看護は，「精神科看護の対象」「個人の尊厳と権利擁護」「自律性の回復とその人らしい生活」の観点から定義づけられている。

① 精神科看護の対象

精神科看護は，精神的健康について援助を必要としている人々を対象としている。精神的健康は単に精神疾患に起因するものだけではなく，人々が生きる過程で直面する多様な心の問題を含んでいる。よって，精神科看護は，精神疾患を有する人々にとどまらず，すべての人々を対象とする幅広い支援活動を意味している。

精神医療を取りまく社会的環境は，入院医療主体から地域を拠点とした地域生活支援へと変化してきている。また，日々精神保健への関心が高まる社会情勢の中で，個人が心の健康を保とうとするニーズも顕在化しつつある。

このような社会的環境の変化を受け，精神科看護者は，疾病の予防や治療に限らず，心の健康を保持・増進する活動に積極的に参加し，精神保健福祉の向上に寄与することが求められる。

② 個人の尊厳と権利擁護

生命・自由・幸福の追求は，日本国憲法で定められた国民の権利であ

り，人間がもつ根源的かつ普遍的な願いである。しかしながら，我が国の精神障がい者の処遇をめぐる歴史的経緯は，人権が尊重されてきたとは言い難い。精神科看護者は，この歴史的経緯を重く受けとめ，対象となる人々の生命，人格への尊厳の認識とともに，高い職業倫理をもって判断し，行動する必要がある。

　精神障がい者をめぐる法整備は**精神衛生法から精神保健法**，さらに**精神保健及び精神障害者福祉に関する法律**へと変遷し，対象者主体の医療が進められている。精神科看護者は，精神保健福祉法に規定された精神医療の特性を踏まえ，良質な医療を提供するために，治療上必要な**行動制限**に対しては，十分な説明のもとに，可能な限り対象となる人の同意を得ながら，必要最小限となるように専門的知識や技術をもって応えることが求められている。

③ 自律性の回復とその人らしい生活

　精神科看護の対象は，精神的健康について援助を必要としているすべての人々である。「自律性の回復」とは，対象となる人自らが，思考・判断・行動することを通して，自身のより良い生き方を見出すことを指している。したがって，精神科看護は対象者自らが精神的健康について考え，より良い生き方を見出せるように支えることを目的としている。人は誰しも固有の生活史と生活環境を有し，個別性をもって生きている。その人らしさは，その人自身の自律性の回復をもとに実現可能となる。したがって，精神科看護者の役割は，患者-看護師関係を基盤に対象の個別性を尊重し，自律性の回復に向けて支援することである。

　精神科医療では自殺企図や自傷他害がある場合，またはその恐れがある場合に行動制限を行うことが法的に認められている。行動制限には「隔離」と「身体拘束」があり，精神保健福祉法 36 条 1 項は，「入院中の者につき，その医療又は保護に欠くことのできない限度において，その行

動について必要な制限を行うことができる」と規定している。このこと
は精神科看護師が倫理的ジレンマを生じやすい環境下で看護実践せざる
を得ない現状を示している。患者の人権と権利，病を負った人としての
尊厳を最大限に尊重することに敏感であることが求められる。看護を提
供する上で，患者の権利を擁護する役割についての感性も，多忙な業務
に流されることなく磨き続ける必要がある。

（3）メンタルヘルスと精神看護

　1992（平成 4）年，世界精神保健連盟がメンタルヘルス問題に関する世
間の意識を高め，偏見をなくし，正しい知識を普及することを目的とし
て，10 月 10 日を「**世界メンタルヘルスデー**」と定めた。その後，世界保
健機関（WHO）も協賛し，正式な国際デー（国際記念日）とされた。各
国で様々なイベントが開催され，メンタルヘルスの問題に取り組んでい
るすべての利害関係者が彼らの仕事について，そして世界中の人々に
とってメンタルヘルスケアを実現するためにさらに何をする必要がある
かを話し合う機会を提供している。

　2022（令和 4）年の世界メンタルヘルスデーでは，新型コロナウイルス
感染症のパンデミックによりメンタルヘルスに世界的な危機が引き起こ
され，短期的および長期的なストレスを煽り，何百万人もの人々のメン
タルヘルスを弱体化させたと報告された。推定によると，パンデミック
の初期である 2020（令和 2）年に，不安障害とうつ病が前年に比べて 25 ％
以上増加した。同時に，メンタルヘルスサービスは大変混乱し，治療格
差も拡大した。これらは公衆衛生上の緊急事態であり，社会的および経
済的不平等，長引く紛争，暴力，ドメスティック・バイオレンス（DV）
と子ども虐待等，全人口に影響を及ぼし，メンタルヘルス危機の警鐘を
鳴らした。

　多様なストレスに対して，「自身の可能性を認識し，日常のストレスに対処でき，生産的かつ有益な仕事ができ，さらに自分が所属するコミュニティに貢献できる健康な状態」へと対処するために，当事者，権利擁護者，政府，雇用主，従業員，その他の利害関係者が集まり，現状の課題を共有することが促進された。メンタルヘルスとウェルビーイングがすべての人にとってグローバルな優先事項になることを保証するために世界メンタルヘルスデーは 30 年以上開催され続けている。変化する社会と健康課題から目をそらさず，私たち個々が何をする必要があるかを考え，議論し，行動することを目指している。イベントなどで正しい知識や価値ある情報を伝え，脳や心に起因する疾患（障害）を抱える方たちが前向きにリカバリーできるような社会の実現を目指している。これらの社会活動をサポートし，ともに参加することも精神看護の役割の一つである。

4.　災害とメンタルヘルス

　精神看護で重要な活動に災害支援が挙げられる。地質的にも地震が発生しやすい日本国土と地球温暖化による異常気象も重なり，毎年各地で自然災害による被災者が続出している。2011（平成 23）年の東日本大震災を契機に，厚生労働省は**災害派遣精神医療チーム（DPAT：Disaster Psychiatric Assistance Team）**の体制を整え，被災地における精神保健医療活動の一元管理体制と運用のシステムを整えた[3]。DPAT は，被災都道府県からの派遣要請に基づき活動する。被災地での活動にあたっては，被災都道府県等の災害対策本部の指示に従う。災害発生から概ね 48 時間以内に，被災した都道府県において活動できる隊を DPAT 先遣隊という。DPAT 先遣隊は，主に本部機能の立ち上げやニーズアセスメント，急性期の精神科医療ニーズ対応等の役割を担う。DPAT の派遣期間

は災害の規模によって数週間から数か月にわたることもあるが，1班あたりの標準派遣期間は1週間である。各班は，精神科医，看護師，ロジスティクス調整員（資材などの調達，関係機関との連結調整，運転・隊員の食事・宿泊場所確保などを担当）で構成される。先遣隊を構成する医師は精神保健指定医でなければならない。先遣隊以外の隊を構成する医師も精神保健指定医であることが望ましい。

　DPATは，原則として，被災地域内の災害拠点病院，災害拠点精神科病院，保健所，避難所等に設置されるDPAT活動拠点本部に参集し，その調整下で被災地域での活動を行う。DPATは，情報収集とニーズアセスメント，情報発信，被災地での精神科医療の提供，被災地での精神保健活動への専門的支援，被災した医療機関への専門的支援（患者避難への支援を含む），支援者（地域の医療従事者，救急隊員，自治体職員等）への専門的支援，精神保健医療に関する普及啓発，活動記録，活動情報の引き継ぎをして活動の終結となる。支援の現場では，派遣先の医療機関のスタッフや避難所を担当する保健師に活動内容や得た情報を報告する。先に派遣されたチームから後続のチームへ，活動内容，連携機関，被災地の状況の変化，継続事例への対応等を引き継ぐ。

　被災地の支援者は，自らも被災して様々な葛藤や不安を抱えながら支援に携わっていることが多いため，外部の支援者であるDPATが介入する意義は大きい。とりわけ，「見守り」は簡単で消極的な対応と誤解されやすい。災害救援職は酷い目に遭った人に対して積極的に支援をすることを叩き込まれているため，見守りは何もしていない，見守りはただ見ているだけ，と誤解を受けやすい。しかし，見守るためには普段から対象に関心を寄せ，積極的な観察やコミュニケーションを行うことが不可欠である。情報収集の結果，職員それぞれの普段の状態（ベースライン）を把握することで，いま目の当たりにしている言動が了解可能な範

囲内にあるのかどうかを判断できるだろう。

　災害時にはこの他にも多くの組織がかかわる。**災害死亡者家族支援チーム（DMORT：Disaster Mortuary Operational Response Team）**は，2005 年（平成 17）年に起きた JR 福知山線列車事故をきっかけに，遺族支援の不足を痛感した救急救命医や心療内科医が中心となり，2006 年（平成 18）年に日本 DMORT 研究会を発足した。大規模災害訓練への参加，研修会などを重ねる中で人材が育成され，災害現場への派遣が可能となり，伊豆大島土石流災害［2013（平成 25）年］，熊本地震［2016（平成 28）年］への研究会メンバーの派遣を行った。さらに，他機関との連携のために 2017（平成 29）年に法人を設立した。アメリカでは災害時にDMORT が派遣され，個人識別，身元確認等を行っている。一方，我が国で不足しているのが家族（遺族）支援であり，災害直後から死亡者の家族支援を行うことを目的としている。

　DMORT における主たる支援は遺族の悲嘆に寄り添うことである。**悲嘆反応**とは，親しい人や大切なものを喪失した時に起こる，様々な心理的，身体的，社会的な反応を指す。身体症状として現れる場合や，対人関係や社会生活にも影響を与える。**悲嘆のプロセス**には，①ショック，感覚鈍麻，呆然自失，②事実の否認，③怒り，④起こりえないことを夢想し，願う，⑤後悔，自責，⑥事実に直面し，落ち込み，悲しむ，⑦事実を受け入れる，⑧再適応，がある[4]。これらの遺族によく見られる心理状態に対応し，グリーフケアが行われる。

　日本 DMORT が発行している『日本 DMORT 編：家族（遺族）支援マニュアル（2022 年海難事故編）〜医療救護班・行政職員・消防や警察などの方へ〜』には，以下のように記載されている[4]。

1）悲嘆の反応は個人差がある

2）遺族の「語り」の尊重

３）抑圧された悲嘆にはふみこまない

４）そっと「寄り添う」こと

５）相手のニーズに合わせる

６）スピリチュアルな苦痛を理解する

７）ケアする側（ケアギバー）の限界を知る

　複雑化した悲嘆（後述）のリスクが高い人など，その場で解決しようとはせず，必要な場合は適切な専門家（DPATなど）につなげる。

　遺族へのケアに加え，御遺体への配慮も必要となっている。災害時と同様に，2020（令和2）年から2023（令和5）年上半期までの新型コロナウイルス感染症のパンデミック時には，遺族は大切な人の最期に立ち会えず，「さよならを言えない」死を体験した。新型コロナウイルス感染症が5類感染症となった後は，医療機関や施設で亡くなられた場合には自宅に遺体を移送可能となった。遺体に適切な感染対策（清拭および鼻，肛門等への詰め物や紙おむつの使用等により体液等の漏出予防を行うこと等）を講ずることにより，遺体からの感染のリスクは極めて低くなり，通常の遺体と同様に取り扱うことができ，遺族の自責感や感染への不安軽減につながった。

　災害時健康危機管理支援チーム（DHEAT：Disaster Health Emergency Assistance Team） は，災害が発生した際に，被災都道府県以外の都道府県等の職員が被災都道府県に応援派遣され，保健医療調整本部および保健所の指揮調整機能等を応援する。そして，保健所の指揮のもと，所管する市町村に対する保健医療活動の指揮調整機能等を応援する組織である。

　緊急事態発生時には，その状況に応じて人々の多様なニーズが生じる。支援チームは多様なニーズに対応し，相補的で重層的なかかわりを行う。すべての支援が同時に対応し，個別に提供されることが理想であるが，

平常時にできていないことを非常時に実践することは困難である。日常生活に大きな支障をきたす耐え難い苦痛をもつ被災者への支援は，意図せずに被災者を傷つけることもある[5]ため，仲間をつくり共にケアを振り返り（気づく），立ち止まり，休息し（考え），改善に向けて行動する。

5. 精神看護の将来に向けた課題

　メンタルヘルス上の課題は，いじめ・不登校，母子保健・子育て，高齢・介護，生活困窮者支援等の分野を超え，ライフステージを通じ，広く身近な課題として顕在化している状況にある。精神保健医療福祉上のニーズを有する方が，身近な地域で，必要なサービスを切れ目なく受けられるようになることが望ましい。「支える側」・「支えられる側」という関係を超えて，相互に助け合いながら暮らせる地域づくりが実現されるように，当事者，ピアサポーター*，家族や保健，医療，障害福祉・介護の各関係者，そして学識経験者等が，その立場を超えて一丸となり，メンタルヘルス上の課題に取り組むことが求められている。

　2021（令和3）年10月から厚生労働省で，「地域で安心して暮らせる精神保健医療福祉体制の実現に向けた検討会」が継続審議されてきた。その第14回目［2022（令和4）年6月］の資料によると，精神障がい者に対する訪問支援やアウトリーチの取組の充実を図ることが重要で，個別支援に共通する課題から地域課題を抽出し，その解決を図るために，行政職員，医療機関の職員，地域援助事業者，当事者，ピアサポーター，家族，居住支援関係者等の様々な立場の人が協働して議論していくことが基本となる。このような保健・医療・福祉関係者等による協議の場に，日本精神科病院協会や日本医師会等の関係団体，精神科医療機関，保健

＊ピアサポーター：自らの経験を生かし，他の障がい者のための支援を行う人。

関係者の参加を積極的に求めていく必要がある。

　新型コロナウイルスパンデミックは，精神科病棟におけるクラスター多発の副産物として，ICT（情報通信技術）を活用する治療・看護基盤の構築造りを促進した。また，地域の精神科医療機関は，**多職種チーム**をもち，患者一人ひとりのケースマネジメントを行うノウハウや人材を有している。精神科医療機関が市町村の精神保健担当者と協働し，互いの強みを生かしながら業務を行う時代が来る可能性がある。市町村が地域の精神科医療機関の精神科医等の協力を得て，自宅等への訪問支援を行う看護職，当事者，ピアサポーター等から構成されるチームを編成し，訪問支援の充実に取り組むとともに，「**包括的支援マネジメント**」の基盤構築を図っていくことも重要である。さらに，看護師が他科の医師と精神科の医師との連携を強化するためのコーディネートやコンサルテーション機能を果たしていくことも可能である。

　2022（令和4）年度の診療報酬改定では，他科の医師と精神科の医師等が，自治体と連携しながら，多職種で患者をサポートする体制を整備している場合の評価として，「**こころの連携指導料**」が新設された。これらの機能を円滑に活用し，患者に還元していくための見守りや多職種への働きかけができる看護師が嘱望されていると言っても過言ではないだろう。

学習の課題

1. 精神看護の定義について考え，まとめてみよう。
2. 精神科病床における長期入院の理由と対応について現状と課題をまとめてみよう。
3. 災害時にどのような医療チームが活動し，精神看護が提供されるか

まとめてみよう．

引用文献・ウェブサイト

1) 厚生労働省社会・援護局障害福祉部精神・障害保健課：精神疾患における第8次医療計画について.
   https://www.mhlw.go.jp/content/10800000/001041839.pdf（最終閲覧日：2024年2月8日）
2) 日本精神科看護協会ホームページ：精神科看護の定義.
   https://jpna.jp/nisseikan/define（最終閲覧日：2024年2月8日）
3) DPAT事務局ホームページ：災害派遣精神医療チーム（DPAT）活動要領.
   https://www.dpat.jp/images/dpat_documents/2.pdf（最終閲覧日：2024年2月8日）
4) 日本DMORTホームページ：日本DMORT編　家族（遺族）支援マニュアル.
   http://dmort.jp/index.html（最終閲覧日：2024年2月8日）
5) 黒川雅代子, 他：あいまいな喪失と家族のレジリエンス：災害支援の新しいアプローチ, 誠信書房, 2019.

2 | 精神科医療福祉の歴史と法制度

桐山啓一郎

《目標＆ポイント》
(1) 精神障害をもつ人の現在の生活に影響を及ぼしている精神医療の歴史を学ぶことができる。
(2) 精神障害をもつ人の生活がより充実するための障がい者施策・制度および法律について学び，その活用を考えることができる。
(3) 精神医療の歴史や法制度の移り変わりから，精神障害をもつ人の権利を擁護する必要性を認識し，看護職者に必要な倫理的視点をもつことができる。

《キーワード》　精神医療の歴史，長期入院，障がい者施策，障害者基本法，障害者権利条約，障害者総合支援法，精神保健福祉法

1. なぜ精神看護学で歴史を学ぶのか

　看護学には複数の分野が存在するが，精神看護学以外で歴史的背景を学ぶことは稀である。たとえば小児看護学や母性看護学の教科書はその歴史についてほとんど触れていない。一方で精神看護学の教科書には必ずといってよいほど記載してある。つまり，精神看護学では歴史を学ぶことが必要不可欠であると捉えられているといえる。

　では，なぜ歴史を学ぶことが必要なのであろうか。それは過去の社会における精神疾患や精神障害の捉えられ方やその支援のための政策が，精神疾患や精神障害をもつ方やその家族の現在の生活に深く，そして根強く影響しているからである。その影響の一つが当事者やその家族への

社会的な偏見である。日常から精神疾患や精神障害をもつ方と交流している支援者にも偏見はあるといわれている。さらに，当事者やその家族自身が自分たちに偏見や負い目を抱く**セルフスティグマ**もある。精神疾患や精神障害への偏った捉えられ方は当事者やその家族の生きづらさにつながっている。本単元をとおして，精神疾患や精神障害をもつ方，そしてその家族の生活に歴史的背景が及ぼす影響を広い視点から考えていただきたい。

2.　古代から中世にかけての精神医療の歴史

　精神疾患は古代からあった。ただし，捉えられ方は現在とは異なっていた。疾病や障害として捉えられることもあれば，憑き物や崇拝の対象など現実にあるか否か曖昧なものとして捉えられたこともあった。"こころの病"という概念がない時代にあっては，言語的にやり取りが難しい精神疾患や精神障害が恐れとして，逆に稀で尊い崇拝の対象として捉えられたことはやむを得ないのかもしれない。いずれにせよ，当事者は社会から疎外され，その時代における当たり前の生活を送ることができなかった可能性がある。曖昧なものの例として，ヨーロッパにおける魔女狩りなどがある。

　疾病や障害として捉えた例として，日本では701年に制定された大宝律令で，心身の障害を3段階に分けた。そして，大宝律令を一部修正した養老律令では，心身の障害をもつ者に免税や減刑，無罪などの配慮が記されていた。一方で，心身の障害に対する明確な治療法はなく，民間療法が主であった。近代医学の発展までの間，精神疾患を含む多くの病気や障害への対応は薬草などを飲む薬物治療の他，主流の一つとして神仏に祈ることがあった。精神疾患に効果のある薬草などは明確ではなく，近代以前の治療は祈祷や滝行，漢方薬，灸などが中心であった。施術者

は宗教の実践者が多く，山伏（修験道），僧侶（仏教），神主（神道）など が担っていた。古くは京都の岩倉にある大雲寺の不動（妙見）の滝の 周辺での療養施設（岩倉保養所）が有名である。筆者の地元である岐阜 県でも修験道による治療が行われ，療養施設で生活しながら，養老の滝 で滝行をしていたという記録が残っている。

3. 中世から近年の精神医療—欧米・日本（長期入院）

（1）ヨーロッパにおける精神医療

　時代が進むにつれ，心の不調は精神疾患や精神障害として捉えられる ようになり，中世頃には治療の対象となっていった。ただし，それは純 粋な治療だけではなく，治安維持の目的も含んでいた。17世紀半ばのフ ランスでは，精神疾患をもつ者が，貧民や犯罪者と共にサルペトリエー ル病院などの施設に収容されたことが記録されている。これを大いなる 閉じ込めという。この時代は治療法があまりなく，興奮状態にある患者 への鎖による拘束などが行われていた。時代が少し下って19世紀にな ると精神科医フィリップ・ピネルは看護長ジャン・バチスト・ピュサン と共に精神病者を鎖から解放した。**ここでの鎖は物理的な身体的拘束の ほか，隔離などの意味を含んでいる**。そして，サルペトリエール病院で も精神療法的なかかわりを試み，ようやく現代の治療法に近づいてきた。 その後，精神疾患に関する研究や治療法の開発は各地で進められていっ た。精神疾患をもつ者の巡礼地の一つであるベルギーのゲールで家庭看 護が行われ，世界的にも注目された。

　20世紀になると精神疾患の研究がさらに進み，治療としてのかかわり が本格的に試みられるようになった。同世紀初頭には，**クレペリン**が精 神疾患を早発性痴呆と躁うつ病にまとめ，さらにブロイラーが早発性痴 呆を**統合失調症**に改めた。第2次世界大戦頃にはインスリンショック療

法や，**電気けいれん療法**，前頭葉切除術などの侵襲的な治療が試みられた。一方で，薬物治療は 1952（昭和 27）年に世界初の抗精神病薬である**クロルプロマジン**が開発されるまで効果的なものはなかった。

（2）日本における精神医療

　日本では江戸時代までは先述した祈祷や滝行などによる治療が試みられていた。明治維新後の 1874（明治 7）年に制定された医制で，精神科病院の前身である癲狂院が病院の 1 つに挙げられ，精神疾患を病院で治療する仕組みが整えられていった。日本で初めて認可されたのは京都癲狂院で，京都岩倉の治療施設が発展して京都府により設置された。その後，1879（明治 12）年には現在の都立松沢病院の前身である東京府癲狂院が設置され，その前後の年代で民間の癲狂院も設置された。

　そのような中，1883（明治 16）年に生じたのが相馬事件である。相馬事件を端的に説明すると，福島県の相馬地区にあった旧中村藩の藩主家で起こったお家騒動である。元藩主は精神疾患を発症し，家族の意向で癲狂院に入院していた。その元藩主の処遇を案じた家臣が入院先から秘密裏に連れ出すという事件であった。**君主と家臣という封建体制が解体されたばかりの明治期に起こったお家騒動であり，前時代まで美徳とされていた君主を守り抜こうとする家臣の姿に人々は関心を寄せ，ゴシップとして社会に広がった。**当時の社会では医療界のみならず，政界なども巻き込んだ事件に発展し，明治期のジャーナリズムの発達も相まって広く報道された。そのため，精神障がい者の処遇が社会的に着目されることになった。そして，事件をきっかけに精神障がい者を警察に届けた上で私宅もしくは精神病院で監護することを明示した精神病者監護法が制定された。結果，家族が精神障がい者を自宅で監督する**私宅監置**が増加した。東京帝国大学医科大学精神病学教室（現在の東京大学）教授で

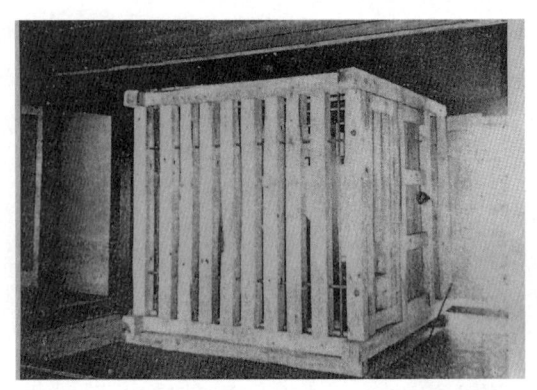

図 2-1 「某県ニ於ケル資産家主人ノ監置室」
（東京都立松沢病院　精神医学資料館提供）

東京府松澤病院（現在の東京都立松沢病院）院長を務めた**呉 秀三**が，門下生らと共に私宅監置を調査し 1918（大正 7）年に公表した「精神病者私宅監置ノ実況及ビ其統計的観察」では，木の格子で囲まれた私宅内の生活空間や精神障がい者の写真が掲載されていた（**図 2-1**）。そして呉は**「我邦何十万の精神病者は実に此病を受けたる不幸の外に，此邦に生まれたるの不幸を重ぬるものと云うべし」**と記した。つまり，精神障害をもつということ自体が不幸なのに，日本に生まれ私宅監置という自由を制限された苦しい環境で生活しなければならないという不幸が重なっている状況を世に問うたのである。その後，1919（大正 8）年に精神病院法が制定され，道府県に精神科病院の設置を認めたが，予算面などから進まず，私立病院による代用病院が増えることになった。なお，私宅監置は第 2 次世界大戦終結後まで廃止されていない。また，終戦後アメリカの統治下にあった沖縄では，1972（昭和 47）年の本土復帰まで続いていた。

　呉は教授就任前にヨーロッパに留学し，先に述べたゲールを訪れ，ピ

ネルなどの著名な精神科医の下で学んだ。そして，様々な改革を行った。呉の改革は患者に対する虐待・拘束・嘲笑・罵言・威嚇・懲責の禁止や病院内での運動促進などであった。さらにその改革は看護にも及んだ。看護の改革は教育面を含めて行われ，東京帝国大学医科大学付属医院普通看護法講習を修了した石橋ハヤを看護長に登用するなどした。そしてそれらの看護職者は病院内に様々な変革をもたらした。なお，呉が改革を始める前の精神科における看護は，警視庁衛生部が実施した精神病院看護人考査に合格した者などによって行われていた。呉の改革を引き継いだ精神科医の加藤普佐次郎は精神科治療に作業療法を導入し，看護長の清水耕一もその治療に貢献した。

　ヨーロッパ，日本とも精神医療の改革には医師と共に看護職者が貢献している。現在にあっても看護職者が精神障がい者の処遇改善，生活の質向上に果たす役割は大きいといえる。

（3）精神科における治療の変遷

　精神科における治療としては，第 2 次世界大戦頃，先に紹介した侵襲的治療法と共に，患者の能動性を最大限に引き出して治療に結びつけようとする病院精神医学が発達し，活動的作業療法などが行われていた。**精神科作業療法**は現在も積極的に行われている。戦後，精神疾患や精神障害は社会の中で生じる病気として捉えられるようになった。具体的には，対人関係による心理的な疲労などが対象者の症状を悪化させるなどである。そのため，社会生活の中での学習（社会学習）とリハビリテーションを基本とする社会精神医学の考え方が生まれた。筆者は対象者の生きづらさは社会の中にあり，社会の中でこそ回復があると考えている。病院はあくまで急性期の治療を行う場所であり，当事者の生きづらさに向き合い，そしてその中で生き続けるためには，その人が生きる社会を

抜きにしては考えられない。そういった側面から精神疾患や精神障害を有する方の社会生活における困難にアプローチすることは有用である。さらに，治療面での進歩として画期的であったのは 1952（昭和 27）年に世界初の抗精神病薬であるクロルプロマジンが発見されたことである。それを境に抗精神病薬による薬物治療が開始された。ただし，クロルプロマジンは鎮静作用が強く，副作用も多いなどの特徴があり，それらは当事者の生活に少なからず影響し，鎮静作用や副作用を避けるために内服をためらう場合もあった。なお，現在は比較的副作用の少ない抗精神病薬が多数登場し，治療に貢献している。

（4）欧米における精神障がい者の権利擁護・処遇改善

　1900 年代後半に，欧米では精神障がい者の処遇に関する活動が活発に行われるようになった。特にアメリカでは 1950（昭和 25）年ごろから精神科病院で**オープンドアポリシー（開放化運動）**が始まった。そして1963（昭和 38）年には「**精神病及び精神遅滞に関する大統領教書（ケネディ教書）**」が発表され，地域精神保健センターの設立による脱施設化運動が推進された。ただし，ケネディ教書は十分な受け皿がないままに行われたため，生活の場を失った当事者が路上生活を余儀なくされるなど社会問題化した。さらに，1978（昭和 53）年にはイタリアで**バザーリア法**（正式名称は 180 号法）が施行され，地域精神保健センターの設置とすべての精神科病院を閉鎖することが決定された。イタリアの政策は現在も世界から注目を集めている。

（5）日本における戦後の精神障がい者施策

　日本では第 2 次世界大戦後，精神病者監護法と精神病院法が廃止され，1950（昭和 25）年に**精神衛生法**が制定された。精神衛生法では精神衛生

鑑定医による入院や行動制限の判断が盛り込まれた。同時期に精神科病院の不足を補うために国庫補助による民間精神科病院建設が促進され，結果，精神障がい者は精神科病院に長期入院を余儀なくされるようになった。さらに，1969（昭和44）年に統合失調症をもつ少年にライシャワー駐日大使が刺されるという**ライシャワー事件**が起き，社会的に精神障がい者の隔離を求められた。それらの動きは長期入院の流れに拍車をかけた。長期入院には精神障がい者の人権侵害や施設症など様々な弊害があり，国際的にも非難されているが，継続された。なお，2024（令和6）年現在でも長期入院状態は社会問題として取り上げられている。

4. 日本における精神保健福祉制度

（1）精神保健法の制定から精神保健福祉法への発展

　戦後の精神保健福祉施策の転換点の1つは，1983（昭和58）年に栃木県の精神科病院で起きた**宇都宮病院事件**である。看護職員が入院患者を暴行し死に至らしめるという事件であったが，それをきっかけに患者に医療行為をさせるなどの様々な違法行為が明るみに出ることになった。結果，日本の長期入院施策やその弊害は世界から批判された。そして1987（昭和62）年に，精神障がい者の社会復帰規定を盛り込んだ**精神保健法**が制定された。この法律下では，入院や処遇の妥当性を審査する精神医療審査会の創設など精神疾患や精神障害をもつ当事者の人権擁護のための仕組みが整備された。一方，生活上の支障を支援するという福祉の概念は盛り込まれていなかった。そして，1993（平成5）年制定された障害者基本法では，初めて精神障がい者が法的に障がい者と位置づけられ，障害者福祉の対象となった。さらに，1995（平成7）年には“自立と社会経済活動への参加”を目的として精神保健法が精神保健及び精神障害者福祉に関する法律（精神保健福祉法）へと改正された。

（2）精神保健福祉法

　精神保健福祉法は現在も精神保健福祉施策の根拠法とされる**"医療"**と**"福祉"を両輪とした法律**である。精神疾患は疾病と障害の両側面をもつといわれており，疾病に対しては医療で，障害に対しては福祉で対応しようとしている。医療の側面は精神疾患をもつ者への入院制度や，精神保健指定医などを規定している。福祉の側面は精神障害者保健福祉手帳や社会復帰に関する制度を規定している。精神保健福祉法は当事者の人権擁護や家族の保護などの観点から複数回改正している。

　精神保健福祉法では**表 2-1** に示すように医療の側面として精神科における 5 つの入院形態を規定している。5 つは**任意入院，措置入院，緊急措置入院，医療保護入院，応急入院**である。任意入院以外の入院は本人の同意を要さない強制力のある入院であり，精神科入院の半数以上を占めている。それらの入院を判断する役割を担っているのが精神保健指定医である。

　精神保健指定医は 5 年以上の診察経験と 3 年以上の精神科臨床経験をもつ医師が，書類審査や口頭試問を経て合格した場合に厚生労働省から認定される。入院の判断のみではなく，行動制限開始なども判断する。精神科における**行動制限**には，**表 2-2** のとおり通信・面会の制限，隔離，身体的拘束がある。本人の意思に反した入院や行動制限など当事者の人権にかかわる判断をするが故に厳しい審査を経るシステムになっており，合格率は 7 割程度である。

　入院形態の内，措置入院は自傷他害の恐れがある当事者への治療を行うための入院形態である。緊急措置入院は措置入院の必要がある場合であるが，精神保健指定医の人数が確保できない場合のための限定的な入院形態である。医療保護入院は自傷他害の恐れはないものの，入院治療を要し，かつ本人の同意が得られない場合に治療を行うための入院であ

表 2-1　精神保健福祉法に基づく入院形態

入院形態	対象	要件
任意入院	入院を必要とする精神障害者で，入院について本人の同意がある者	特になし
措置入院	入院させなければ自傷他害のおそれのある精神障がい者	精神保健指定医 2 名の診断の結果が一致した場合に都道府県知事が措置
緊急措置入院		急速な入院の必要性がある場合，精神保健指定医 1 名の診察で行う。ただし，入院期間は 72 時間以内に制限
医療保護入院	入院を必要とする精神障害者で，自傷他害のおそれはないが，任意入院を行う状態にない者	精神保健指定医（または特定医師）の診察および家族等のうちいずれかの者の同意が必要（家族のない場合は市町村長）
応急入院	入院を必要とする精神障害者で，任意入院を行う状態になく，急速を要し，家族等の同意が得られない者	精神保健指定医（または特定医師）の診察が必要であり，入院期間は 72 時間以内に制限 ※特定医師の場合 12 時間以内（医療保護入院も同じ）

る。応急入院は医療保護入院と同じ状況にあるものの，家族などの同意が得られない場合のための限定的な入院形態である。

　本人の同意を有さない入院や行動制限は，すべて精神保健福祉法のもとで「精神障害者の医療および保護」，そして「社会復帰の促進およびその自立と社会経済活動への参加の促進のため」という考え方で行われている。後述するが，これらの本人の同意を要さない入院形態は，国連の障害者委員会から廃止するよう勧告を受けている。なお，当事者の意に反した入院形態のため，当事者の人権を保護するための組織や機関として，精神科病院には**行動制限最小化委員会**，精神保健福祉センターには**精神医療審査会**が設置されている。精神医療審査会では，精神科病院管

表2-2　精神保健福祉法に基づく行動制限

通信・面会の制限	入院中の「通信・面会」については原則として自由であるが，電話および面会については，病状の悪化を招いたり，治療効果を妨げるなど合理的な理由がある場合，医療と保護に欠くことのできない限度で制限を行うことがある。なお，以下の3点は制限をしてはならない。 ①信書の発受の制限 ②都道府県および地方法務局その他の人権擁護に関する行政機関の職員ならびに患者の代理人である弁護士との電話の制限 ③都道府県および地方法務局その他の人権擁護に関する行政機関の職員ならびに患者の代理人である弁護士および患者または家族等その他の関係者の依頼により患者の代理人となろうとする弁護士との面会の制限
隔離	内側から患者本人の意思によっては出ることができない部屋の中へ一人だけ入室させることにより，その患者を他の患者から遮断する行動の制限」であり，以下のような場合が対象となる。 ①他の患者との人間関係を著しく損なう恐れがあるなど，その言動が患者の病状の経過や予後に著しく悪く影響する場合，②自殺企図または自傷行為が切迫している場合，③他の患者に対する暴力行為や著しい迷惑行為，器物破損行為が認められ，他の方法ではこれを防ぎきれない場合，④急性精神運動興奮等のため，不隠，多動，爆発性などが目立ち，一般の精神病室では医療または保護を図ることが著しく困難な場合，⑤身体的合併症を有する患者について，検査および処置等のため，隔離が必要な場合
身体的拘束	「衣類または綿入れ帯等を使用して，一時的に患者の身体を拘束し，その運動を抑制する行動の制限」であり，以下のような場合が対象となる。 ①自殺企図または自傷行為が著しく切迫している場合，②多動または不隠が顕著である場合，③前記の他，精神障害のために，そのまま放置すれば患者の生命にまで危険が及ぶ恐れがある場合

理者からの医療保護入院の届け出や措置入院・医療保護入院患者の定期病状報告を審査したり，当事者や家族からの退院請求や処遇改善請求を審査する。ちなみに，医療保護入院の届け出や定期病状報告の98％以上

は現形態が適切と判断され，退院請求の内，退院が適切と判断されたのは 1.3% であったと報告されている[1]。つまり，当事者側の退院請求はその 98% 以上が実現していないのである。

　精神保健福祉法の福祉の側面としては，精神保健福祉の専門機関として都道府県や政令指定都市に精神保健福祉センターの設置や，精神障害者保健福祉手帳の発行を規定している。**精神保健福祉センター**は市町村に対する技術指導や，複雑困難支援ケースの支援，精神医療審査会の審査に関する事務，精神障害者保健福祉手帳の行使判定，自立支援医療（精神通院医療）の支給認定などを行っている。精神障害者保健福祉手帳や自立支援医療（精神通院医療）については地域生活支援の章で紹介する。

（3）精神保健医療福祉の改革ビジョン

　精神保健法制定以降も長期入院は存在し続け，精神保健医療福祉に変革をもたらしたとは言い難かった。そのような状況から 2004（平成 16）年に示されたのが**精神保健医療福祉の改革ビジョン**である。"入院医療中心から地域生活中心へ"という基本方針が示され，それに基づく精神保健医療福祉体系の再編と基盤強化が行われた。併せて国民各層の意識の変革のために様々な普及啓発活動が行われた。このビジョン以降，精神障がい者の地域移行に必要な制度や社会資源が整備されていくことになった。ただし，2022（令和 4）年度の調査によると，1 年以上の長期入院状態にある人は 16 万人を超えている[2]。

（4）障害者基本法

　次に日本における近年の障がい者施策について述べる。本書執筆の 2024（令和 6）年現在，障がい者施策の理念を明示しているのは**障害者基本法**である。障害者基本法は"すべての国民が障害の有無にかかわらず

同じ基本的人権をもつ”という理念のもと，“障害者の自立や社会参加を支援する法律や制度のための施策を総合的計画的に実施する”ことを国や地方自治体の責務として明示している。そして，国が障害者基本法の理念を実現するために制定したのが，障がい者の日常生活及び社会生活を総合的に支援するための法律（障害者総合支援法）である。なお，障害者基本法の理念に関連した法律としては，**障害者虐待防止法**や，**障害者差別解消法**などがあり，精神保健福祉法も関連している。

（5）障害者総合支援法

障害者総合支援法は，障害の種別（身体・知的・精神）にかかわらず障がい者が社会で自立して生活できるために福祉サービスを提供することを規定している。自立した生活の中には就労も含まれている。福祉サービスには在宅・通所のサービスがある。市町村が担っているのは，障害福祉サービス（介護給付・訓練等給付），相談支援，自立支援医療，補装具，障害児通所支援，地域生活支援事業である。都道府県が担っているのは，地域生活支援事業，自立支援医療，障害児入所支援である。精神障がい者の場合，身体介護が必要なケースは少なく，訓練等給付（就労移行支援や就労継続支援など）を利用して働くことを目指すケースがある。

5. 日本における精神障がい者の処遇と看護職者からの虐待

（1）日本の精神保健医療福祉への世界的な指摘

これまで精神保健医療福祉の歴史や施策について紹介してきた。日本における施策は欧米と比較すると何年も遅れているといわれており，複数回にわたり国際的な指摘を受けている。古いものでは 1968（昭和 43）

**表 2-3　国連障害者の権利に関する委員会からの日本の第 1 回政府報告に
関する総括所見**（精神障害に関連したものを抜粋）

- ・精神障害に関連した差別的用語の法的な使用
- ・精神障害に関連した欠格事由の存在
- ・優生学や能力主義に基づく固定観念や偏見
- ・精神科病院における死亡統計や独立した調査の欠如
- ・代理意思決定ではなく当事者の自立性・意思の尊重
- ・精神科病院への非自発的入院や合意のない治療を許可する法律の廃止
- ・精神科病院における隔離・科学的拘束・電気けいれん療法の廃止
- ・精神医療審査会の独立性の確保
- ・精神科病院における残虐な，非人道的な，または品位を傷つける処遇の加害
  者の起訴と処罰　など

年に**クラーク勧告**があり，そこで長期入院患者の増大への懸念と積極的
治療およびリハビリテーションの推進，精神衛生の制度化，精神病院へ
の監査制度の導入，入院治療から外来治療へのシフト，地域生活支援，
精神医療専門家の育成などを勧告された。新しいものでは 2022（令和 4）
年の**国連障害者権利条約対日審査の総括所見**があり，**表 2-3** のような内
容の指摘を受けている。なお，国連障害者委員会には当事者が委員とし
て所属しており，当事者の視点からの指摘が含まれている。

（2）精神科病院における看護職者からの入院患者への虐待事件

　本章では障害者基本法の基本理念である障がい者の人権保護や，それ
に関連した障害者虐待防止法の存在について紹介したが，精神科領域で
は看護職者からの入院患者への虐待が後を絶たない。新しいものでは
2023（令和 5）年に東京都の私立滝山病院で，看護師が入院患者を暴行し
逮捕されている。滝山病院の看護師が患者に暴言を浴びせ，暴力を振る
う姿は録画の上，報道されており，社会的にも注目を浴びた。それを受
け，厚生労働省が精神科病院における虐待防止のため通報を強化した。

　また，2020（令和2）年には，兵庫県の私立神出病院で看護師と看護助手が患者に虐待行為をしたとして逮捕される事件があった。**過去をさかのぼると精神科医療機関における入院患者への虐待事件は後を絶たず，発覚していないものも存在する可能性がある。**

　2000年代になっても発生し続ける精神科病院での虐待事件を受け，その防止のために精神保健福祉法が改正され，2024（令和6）年に施行された。同法の第四十条の二には，**精神科病院の管理者に虐待防止のための必要な措置（体制の整備や研修など）をとるよう明記されている。**

　看護職者からの対象者への虐待の背景には，倫理観，感情コントロール**不良**といった看護職者個人の要因の他に，精神科における人員不足によるストレスといった社会的要因，閉鎖的空間で虐待を見て見ぬ振りをしやすいという集団同調性などの組織的要因などが関連しているといわれている。他の要因としては，**看護職者になる以前から有していると思われる社会的な根強い精神障害への偏見**から，精神障害をもつ当事者を下位に見る傾向などもあるのかもしれない。いずれにせよ，看護職者は当事者の権利擁護の役割を担っているはずである。先述したような虐待事件を生じさせないためには，病院外の新しい情報を得るなどして倫理的な感性を磨き，虐待に発展しかねない出来事について看護職者間で話し合える関係性を日常から築いておくことが重要である。看護職者による虐待は後を絶たないが，看護職者はそれを予防する力ももっている。

学習の課題

1. 精神医療の歴史が精神障害をもつ人の現在の生活にどのような影響を及ぼしているかを考えてみよう。
2. 精神保健医療福祉に関連した法制度を整理し，実習や看護実践で活

用できるよう準備してみよう。

3. 精神障害をもつ人への社会的な偏見について調べ，看護職者としての在り方を考えてみよう。

引用文献・ウェブサイト

1) 日本精神保健福祉士協会：「精神医療審査会に関するアンケート調査」報告書，2022.
   https://www.jamhsw.or.jp/ugoki/hokokusyo/20220304-shinsakai.html （最終閲覧日：2024 年 2 月 24 日）
2) 国立精神・神経医療センター：精神保健福祉資料 630 調査　令和 4 年度，2023.
   https://www.ncnp.go.jp/nimh/seisaku/data/630.html （最終閲覧日：2024 年 2 月 24 日）

参考文献・ウェブサイト

江口重幸：精神障害と治療の歴史，精神看護学（1）精神看護の基礎（第 6 版），医学書院，pp 298-309，2021.
金川英雄（現代語訳）：呉秀三・樫田五郎　精神病者私宅監置の実況，医学書院，2012.
国連障害者の権利に関する委員会：日本の第 1 回政府項目に関する総括所見（外務省による仮訳），2022.
   https://www.mofa.go.jp/mofaj/files/100448721.pdf （最終閲覧日：2024 年 2 月 24 日）
岡田靖雄：相馬事件―明治の世を揺るががした精神病問題　その実相と影響，六花出版，2022.

3 | こころの構造・機能・発達

山田　典子

《**目標＆ポイント**》
(1) こころの構造と機能について説明できる。
(2) こころの危機と防衛機制と対処行動について説明できる。
(3) こころの発達段階を理解し，より健康的で適応期に対象が成長するための要件や資源を述べることができる。

《**キーワード**》　こころの構造，こころの機能，防衛機制，対処行動（コーピング），こころの発達（発達理論），ライフサイクル，発達課題，危機，資源

1. こころの構造

　あなたの「こころ」はどこにあるだろう？

　こころの構造について，20世紀末の著名な精神分析学創設者である**フロイト**は，「意識」「前意識」「無意識」の3局面から構成されていると仮定した。「意識」は認識可能な部分で，氷山に例えると目に見える水面から上の部分で，自身が気づいている感情部分である。一方，「無意識」は水面の下に隠れて見えない部分で精神活動に寄与する部分である。抑圧されていて意識化できにくいこころの部分を指す。「前意識」とは，意識しようとすれば思い出せるが，普段は意識されていないものである。いま気がついていないが，努力によって意識化できるこころの部分である。

（1）精神の健康の定義
　健康の対極にあるのが疾病だとすると，疾病は自覚的な体調不良があ

り，特定の症状や病態が明らかな状態である。世界保健機関（WHO）は「健康とは，完全な肉体的，精神的および社会的福祉の状態であり，単に疾病または病弱の存在しないことではない。到達しうる最高基準の健康を享有することは，人種，宗教，政治的信念または経済的もしくは社会的条件の差別なしに万人の有する基本的権利の一つである」と，WHO憲章で謳っている。これらより，精神の健康とは，自覚的な体調不良がない，肉体的，精神的および社会的に完全に快適な状態である，ことになる。この要件を満たすのは難しく，精神疾患患者が増えるのもうなずける。

WHO憲章の前文には以下の文章が示されている[1]。

Healthy development of the child is of basic importance ; the ability to live harmoniously in a changing total environment is essential to such development.

子どもの健やかな成長は，基本的に大切なことです。そして，変化の激しい種々の環境に順応しながら生きていける力を身につけることが，この成長のために不可欠です。

（中略）

Informed opinion and active co-operation on the part of the public are of the utmost importance in the improvement of the health of the people.

一般の市民が確かな見解をもって積極的に協力することは，人々の健康を向上させていくうえで最も重要なことです。

精神の健康を定義することは困難だが，強いていうなら「国家が健康対策と社会的施策を遂行し，国民の健康に責任をもち環境を整える一方で，個人が教養を備え，周りの人々と協力し，多様な環境の変化にしな

やかに対処できること」が精神の健康の土台に据えられるだろう。

2. こころの機能と発達

こころの機能について，フロイトは**精神力動論**を用い**図 3-1**[2]のように説明している。

人が生まれながらにもっているこころの機能は,「エス」や「イド」といわれる最も原始的な本能であり,「**自我 (エゴ)**」は 3 歳頃から「エス」や「イド」から分離して作られ，自分と他者，外界を区分する機能や己と外界をコントロールして調整する力が育っていく。

自我の力動学的機能が働き，個人の精神機能が適応的に順応する。しかし，自我が脅かされるような事態に陥ると，防衛機制を働かせて脅か

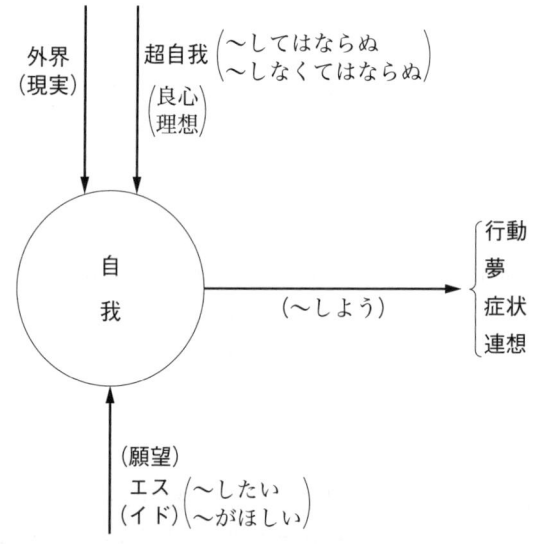

図 3-1　精神力動論

(前田重治：図説 臨床精神分析学，誠信書房，1985，p14 より転載)

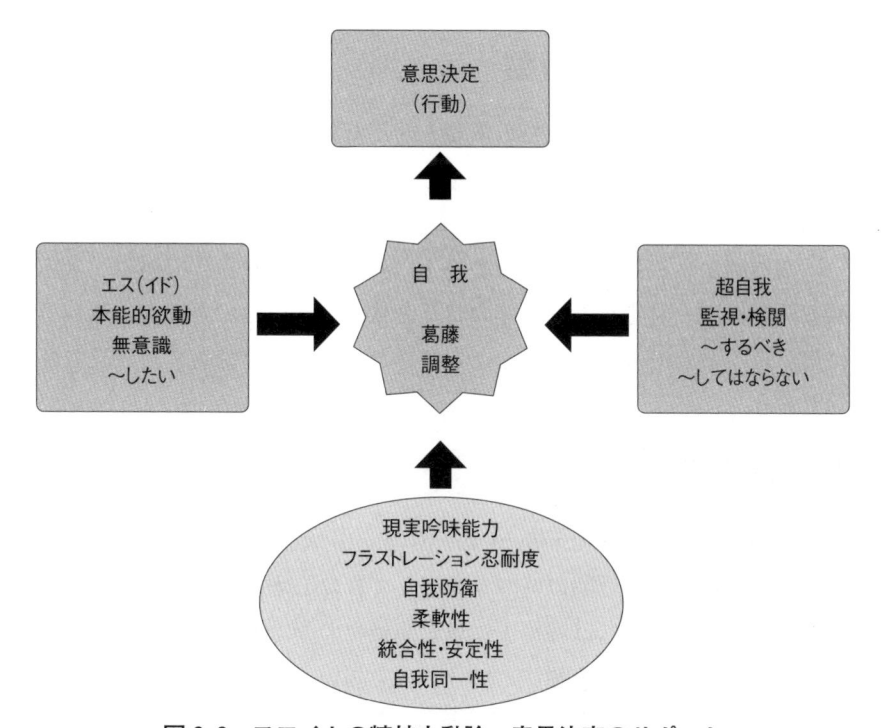

図 3-2　フロイトの精神力動論　意思決定のサポート
(前田重治：続図説　臨床精神分析学，誠信書房，1994，p23 をもとに筆者が作成)

される出来事を回避しようとする。防衛機制も自我の重要な機能の一つである。

　自我がエスやイドの本能や欲求「～したい」「～ほしい」を引き受け，一方で外界の決まり事や規則，超自我の監視・検閲「～するべき」「～してはならぬ」を了解し，両者の相反する要求を調整する。現実の吟味をし，フラストレーションに耐え，防衛しつつ，柔軟に統合し，より安定性のある意思決定へと調整していく機能を果たす。この状況を力動的に示したものが**図 3-2**[3)]である。

3. 防衛機制と対処行動

防衛機制とは自我がこころの崩壊を防ぐために発揮する機能であり，自我がイドの本質的欲求や外界で感じ取られる脅威から自己を守るために用いる様々な手段である。

防衛機制による対処行動には**表 3-1** に示すものが知られている。適応的な防衛機制や対処行動を，その時々の状況に合わせて柔軟かつ選択的に用いることができるということも精神と情緒の発達であり，成長の証しだろう。

4. 力動的精神療法

力動的精神療法（psychodynamic psychotherapy）とは，フロイトが創始した精神分析の理論に基づき発展してきた心理療法で，特に無意識を重要視し，伝統的には寝椅子に患者が横たわり，心に浮かんだことを自由に話していく自由連想法という技法を用いた。自由連想法の技法・特徴には以下のものがある。

① 過去の他者との関係性を無意識的に治療者に向ける「転移」やその逆の「逆転移」

② 自分を守るための心のメカニズムである「防衛機制（適応機制）」

③ 相談者の心理を分析し説明する「解釈」

④ 確信に至るまで繰り返し深化させる「ワークスルー」

⑤ 治療者の「中立的態度」とバランスの良い共感，絆と合意をもとにした「作業同盟」

上記①の転移とは，患者や相談者が過去に重要な人物との関係で体験した感情，欲動，思考，行動を無意識のうちに今の治療者に向けることである。その反対が「逆転移」で，患者から強い感情を向けられると，

表3-1　防衛機制による対処行動

一次的（原始的）防衛機制	
原始的引きこもり	社会的あるいは対人状況から撤退し，他者とのかかわりをもつストレスを内的ファンタジーの世界の刺激で代用すること
否認	その体験があったと認めるのを拒絶すること
投影	内界にあることを外界から生じたと誤って理解する過程
取り入れ	外界にあることを内部から生じていると誤解する処理過程
投影同一化	患者は内的対象を投影するとともに，その投影を向けられている人が，その対象のように振る舞うように仕向けること
分裂	非両価的態度を示し，その反対の態度とはまったく関連がないとみなすこと
万能的コントロール	自分を傷つくことのない不死身の存在だと思い，誇大的な計画の成功を信じて疑わないこと
二次的（高次の）防衛機制	
抑圧	動揺をもたらす力があるゆえに，ある考えや感情や知覚が意識に近づけないこと
退行	より低い発達段階に戻ること，社会的，情緒的発達は一直線に進むものではない，個人の成長につきもののこうした前進と後退は，年齢が上がるにつれてそれほど劇的ではなくなっていくものの，決して消失するわけではない。たいていの人はかなり疲れていればぶつぶつ泣き言を言うものである
隔離	ある経験や観念の情緒的側面が，認知的側面から引き離されること
知性化	感情を知性から隔離すること。感情は理論的には受け入れられているが，実際に表現するのは抑制されている
合理化	ある決定に対して，無意識的に知的に受け入れられる根拠を求めること
自分自身への向け換え	ある否定的な感情や態度の向かう方向を，外的な対象から自己へと向け換えること
置き換え	欲動や感情やこだわりや行動の向かう対象を，もとの本来のものから別のものへと移すこと
反動形成	より驚異的でなくするために，反対側の極へと転回させること
逆転	自分の立場を主体から客体へ，あるいは逆に客体から主体へと立場を入れ替えること
行動化	内的な禁じられた感情や願望に結びついた不安や，かなりの動揺を招く恐怖や，ファンタジーや，記憶に関連した不安を抑えようとする無意識の欲求にかられた行動

治療者側にもそれに対応するような強い感情が湧き起こることをいう。看護職には，今，ここで，治療者と患者の間に生じていることを俯瞰し，患者の困り事に沿って関わることが求められる。

5. こころの危機

　フロイトが約1世紀前にこころの発達について提唱した**心理性的発達理論**では，

① 人は幼児期の時から性的エネルギー（リビドー：生きるエネルギー）を放出する。

② 発達段階ごとにその放出の仕方や場所が異なる。

③ パーソナリティの発達はリビドーの放出を学習していく様式に影響される。

④ それぞれの段階において充足されなかった欲求の残余を引きずらず，かつ十分な快感を得て，しかも成長を望まないほどに過剰な満足感を得ていないなら，子どもは申し分なく発達する。

⑤ そうでなければ，発達後も快経験を欠如していた段階に戻りやすく，その時期の課題に再直面することになる（固着），と捉えられている。

　他方，**エリクソン**はフロイトの理論を踏まえた上で「**心理社会的・漸成的発達理論**」を提唱した。エリクソンは発達を乳児期から老年期まで8段階に分けて捉え，それぞれの発達段階でクリアすべき「発達課題」と，発達課題をクリアできない場合の「危機」を想定し，示した。

① 乳児期（生後〜17か月ごろまで）

　この時期は，親や周りの大人に愛情を受け，世話をされることで基本的な信頼を形成させる時期である。発達課題は**【心理社会的危機：基本的信頼 vs 不信】**で，母親や父親など特定の大人との間に愛着関係を構築する。

② 幼児前期（18 か月〜3 歳）

　周囲の人や物，自然などの環境とかかわり，全身で感じることにつながる体験を繰り返すことで自我が芽生える時期である。発達課題は【**心理社会的危機：自立性 vs 恥・疑惑**】で，遊びなどの体験活動により道徳性や社会性をもつ。自分と違う他者の存在やその視点に気づく。

③ 遊戯期（幼児後期 3 歳〜5 歳）

　幼児後期では幼稚園や保育園での同世代の子どもとのかかわりが増え，外の世界に興味をもつ。発達課題は【**心理社会的危機：自発性・積極性 vs 罪悪感**】で，知りたいという興味が芽生える（「なぜ○○なの？」といったなぜなぜ期）。ままごとやごっこ遊びに夢中になる。

④ 学童期（5 歳〜13 歳）

　学童期は学業等より自信をつけて，自分には能力があると理解し，高学年になると物事への認識が可能になっていく。自分のことも客観的に捉えられるようになり，発達の個人差も大きく見られる。発達課題は【**心理社会的危機：勤勉性（完成）vs 劣等感**】である。

⑤ 青年期（13 歳〜20 歳）

　思春期が重なるこの時期は，自意識と客観的事実との違いに悩み始め，様々な葛藤の中で自らの生き方を模索するとともに，「自分は何者であるのか」を問う時期である。発達課題は【**心理社会的危機：アイデンティティ vs アイデンティティの拡散**】である。

　この時期には人間としての生き方を踏まえ，自分を見つめ，向上を図るなど自己の在り方に関する思考の発達がある。

⑥ 成人期（20 歳〜40 歳）

　20 歳を過ぎ，もう子どもではなく，自分を確立していき，友人や社会，恋愛などにおいて信頼できる人たちとの仲を深めていく時期である。仕事に就き，結婚をし，新しい家庭をつくる年齢層である。発達課題は【**心**

理社会的危機：親密性 vs 孤立】である。

⑦ 壮年期（40 歳～65 歳）

壮年期では，次の世代を支えていくものに積極的に関心をもつ「世代性」の発達が重要となる。発達課題は**【心理社会的危機：次世代育成能力 vs 停滞】**である。

⑧ 老年期（65 歳以上～）

多くの人が退職し，子育てを終えて老後の生活を始める。発達課題は**【心理社会的危機：自己統合 vs 絶望】**である。

老年期はこれまでの人生を振り返り，自分の人生の意味を見出す。人生に上手く折り合いをつけ，前の世代から次の世代へと伝承していく大切さを実感する。

このように，フロイトは人の発達を性的関係から捉え，心理を生理学的観点から捉えたのに対し，門下生であるエリクソンは人の発達を社会や人間関係から捉えた。加えて，エリクソンの晩年の論文では，アイデンティティのその後について，エリクソンの妻により 9 つ目の発達段階「老人的超越」が提唱されたのも興味深い。「葛藤と緊張が，成長と強さとコミットメントを生み出す源泉であることには変わりないのだが」という言葉を残している。このことから，老いの先に絶望や喪失だけではない何かがあるのかもしれないという，希望を見出せる。

次に，自我の発達について，マーラーの発達理論を紹介する。小児科医である**マーラー**は生後から 3 歳までの乳幼児の精神発達を分離・個体化理論で説明した。新生児が母親との**共生状態**，つまり母子一体で自他の区別のつかない状態から，いかにして自己と他者とを区別し，その精神内界に自己像と他者像とを分化させていくかを説いた（**表 3-2**）。安定的な対人関係を築いていく際に重視される理論である。

人間の道徳性の発達は，幼児期，思春期，青年期を経て発達すると説

表3-2　マーラーの発達理論（自我の発達）

分離個体化過程の身体像の発達の絵とそれに伴う自我の模式図

発達期	正常自閉期 正常共生期 生後1〜4か月	分離・個体化期				
		分化期 5〜8か月	初期練習期 8〜12か月	練習期 12〜18か月	再接近期 18〜24か月	個体化期 24〜36か月
状態		知覚機能	初期運動機能	運動機能	自律と依存	認知機能
自我状態の模式図	融合状態	母の表象	母の自我 子の自我 母の表象	母の自我 子の自我	子の自我 母の自我	子の自我
かかわり	安全で安楽な環境の保障 基本的欲求の充足 →基本的信頼観の確立	自発性を大切にして行動の邪魔をしない	安定した基地の役割 （見守り）		最適な距離の保障	適切な外的現実の提供

いたのがコールバーグである。**コールバーグ**は道徳性の判断には 3 水準
6 段階の発達段階があり，その社会における慣習に基づく判断ができる
「**慣習的水準**」を中心として，その場の損得や利害関係に基づいて判断を
する「**前慣習的水準**」，社会の現在の規範を超えて社会のあり方や普遍的
な原理を追求できる「**脱慣習的水準**」に大きく分類し，モラル・ジレン
マ課題という 2 つの正義や道徳について発達段階を示した。

　人間の発達は多側面から研究されてきた。なかでも親のかかわり方や
養育態度が及ぼす影響の甚大さは疑いようのない事実である。**図 3-3** は
サイモンズの親子関係の類型化で，支配的―服従的，保護的―拒否的の
二つの因子軸からなる 4 種の親の態度類型（かまいすぎ型，厳しすぎ型，

42

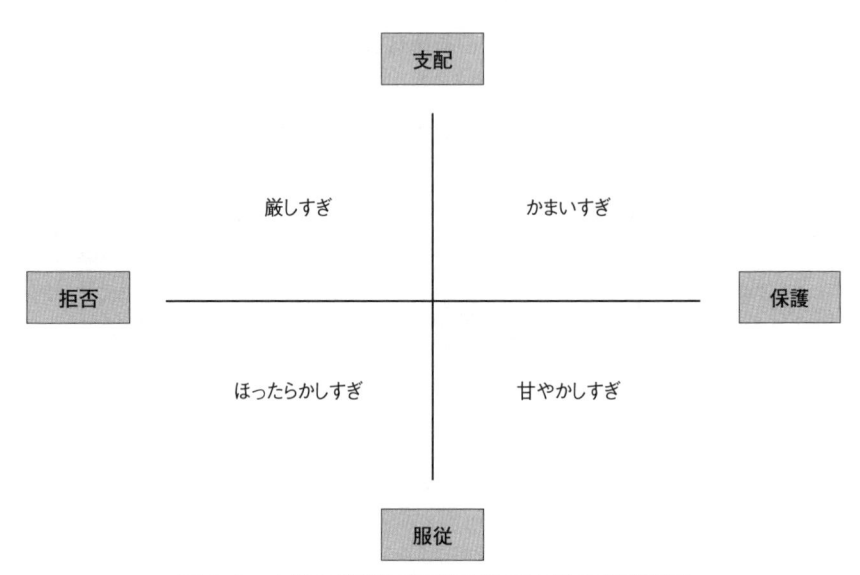

図3-3　人格の発達に影響を及ぼす親の養育態度

甘やかしすぎ型，ほったらかしすぎ型）を行い，その結果，これらの中間点・中庸が望ましいとされた。

　現在では，親の養育態度に加え子どもの気質的な特徴や，子どもから親への働きかけ，反応様式等の影響を加味して観察する必要がある。また，人格形成に影響を及ぼす乳幼児期では，母乳イコール母親の影響が大きいといわれてきたが，育児休暇を取得する父親も増えてきており，父親のかかわりがどのような影響を及ぼすか今後の研究を注視したい。いかんせん，親も人間である以上，完璧な親はいない。しかし，より良い親は，子どもや周囲に健康と安全感を醸成する基盤的な環境ともいえる。前田は，自我の成熟度について8項目の視点から整理している（**表3-3**）[4]。

　虐待やネグレクトの相談件数が増加し続けている現在，自我の同一

表 3-3 自我の成熟度

現実吟味	現実を客観的に，あるがままに直視できる。自分の空想の世界と，現実とを区別して認識できる。自分の行動を予測し，その結果を正しく判断できる。
欲動・情動の統制と調整	不満・不安に耐え得る強さがある。
思考過程	自分の内面を概念化し，言語化できる。
適切な自我防衛	不満・不安を現実に則して，効果的に処理できる。
自我の自律性	欲動，幼児期超自我，外界（環境）を主体的・自律的に自由に調整できる。
自我の適切な退行	自由に随意に退行できる心の柔軟性（弾力性）・創造的退行ができる。
対人関係	相手に心を開き，自由に交流できる。基本的な信頼感や安心感がある。
同一性・統合性・安定性	社会的に肯定された役割への自覚と責任感をもっている。分裂することなく，一貫性を保ち，バランスよく安定した心。

(前田重治：続図説 臨床精神分析学，誠信書房，1994，p32 より転載)

性・統合性・安定性が育まれ，社会的に肯定された役割への自覚と責任感が培われていること，そして分離することなく一貫性を保ち，バランスよく安定したこころを育てたい。そのためには，目の前の患者に加え，親や地域，学校，組織，社会などにも目を向ける必要がある。こころの病と向き合う時，発達の観点からのアセスメントが重要であることは言うまでもない。

6. 危機（クライシス）の概念

危機（crisis）という言葉の語源は，ギリシャ語のカイロスという言葉に由来し，運命の時を意味する。つまり，危機には危険にさらされているという意味だけではなく，転換期としての意味がある。危機には経過

の岐路，分かれ目といった意味が含まれており，すべてが悪い状態ではなく，良い方向に向かう出発点にもなりうる。

（1）危機理論における危機の定義

　危機理論の創始者**カプラン**は，「クライシス状態は，人生の重要な目標に向かう時，障害に直面し，一時的，習慣的な問題解決を用いてもそれを克服できない時に発生する状態である」と定義している[5]。また，危機を別な観点で捉え，「危機とは，不安の強度な状態で，喪失に対する脅威，あるいは喪失という困難に直面してそれに対処するには自分のレパートリーが不十分で，そのストレスを対処するのにすぐ使える方法をもって良い時に経験するものである」とも述べている[5]。

　「危機」は，発達において生じる**発達的危機**と，環境要因の激変によって生じる**状況的危機**の2種類に分けられる。発達的危機（発達上のライフイベント）は，入学・卒業・恋愛・就職・結婚・離婚・出産・育児などである。一方，状況的危機は，病気・失業・事故・犯罪被害・災害被害などを指す。

　「危機状態」とは，危機を経験した時に人が習慣的に用いてきた対処方略が機能せず，急速に恒常性を失い，強い苦痛や機能不全に陥ることである。

　危機モデルには，フィンクの危機モデル，コーンの危機・障害受容モデル，アギュレラの危機問題解決モデル，ムースの疾病関連危機モデル，家族危機モデル等がある。

（2）危機介入

　看護学においては，危機状況にある患者・家族の危機の分析と看護介入が求められる。患者・家族にとって危機をもたらす喪失は臨床に有り

余るほど存在する。患者や家族の喪失と悲嘆に寄り添い，不安に対処するのが介入の第一歩である。

　医療の場で危機を引き起こす要因には，入院，告知，治療の選択，選択できる治療法がないこと，死などの危機を引き起こす出来事がある。この出来事の受け止めは容易ではなく，身体面，精神面，心理面，および経済的なソーシャル・サポートのコーディネートを必要とする。患者や家族が納得のいく**意思決定**ができるようコンサルテーションを行うことも介入である。

　看護の臨床において，こころは家庭だけではなく，学校や職場，社会全体の影響を受けて発達していく。このような観点から見ると危機は発達のチャンスでもある。病や障害という危機にさらされた患者や家族が，その危機を乗り越えてこれまでとは異なる価値を見出し，成長していくことを黒子として支えるのも看護師の役割といえよう。

7.　ストレスと対処

　ストレスとは，当事者にとって望ましくない状態を引き起こす要因のことを指す場合と，その要因により引き起こされた結末を指す場合の，つまり原因と結果の2つの局面がある。ストレスの原因となる刺激を「**ストレッサー**」と呼び，心理面，身体面，行動面の反応として現れる生体の反応を「**ストレス反応**」と呼ぶ。ストレス反応に十分に対処できないでいると，メンタルヘルスの不調や心身症につながりかねない。

（1）ストレスコーピング

　対処行動（コーピング）には，**問題焦点型コーピング**と**情動焦点型コーピング**がある。前者は，ストレッサーとなっている状況や問題に働きかけ，それを直接解決する対処法であり，後者は，実際の状況を変化させ

るのではなく，ストレッサーがもたらす不快な感情を軽減させる対処法である。問題焦点型コーピングが上手くいってストレッサーが根本的に解決すれば得られる効果も大きいが，現実的にはストレッサーを解決するのは困難なことが多い。対処として，リラクゼーション法を実践したり，いろいろなストレス解消法を試したり，またはその状況をストレスと捉えるのではなく，自分の可能性を試すチャンスと捉えるといった認知的な試みで，情動焦点型コーピングを用いる方が有効とされている。

（2）ストレスマネジメント

　ストレスマネジメントには，ストレスへの備えと，ストレスを受けた時の対処とがある。ストレスへの備えとしては，個人のレベルでは普段から規則正しい生活習慣などの健康行動をとっておくことや，レジリエンス（resilience：回復力）を高めておくこと，ソーシャル・サポートやコーピングスキルを充実させておくことなどが挙げられる。次に，ストレスを受けた時の対処としては，自分自身がストレッサーやストレス反応に気づくことが重要である。自覚した上でストレスを軽減・解消していく手段を講じていく。ストレス反応を軽減させる方法は多種多様だが，「ストレッサー自体を減らす」「ストレスに対する捉え方を変える」「周囲の人たちと助け合う／助けを求める」「ストレス解消法を増やす／実践する」の4点が大事である。

（3）適応理論

　ロイは，看護の対象である人間を「適応」と「システム」という視点から捉えた。ロイの適応理論では，人間を全体的適応システムとして，変化する環境の中で絶えず成長・発達する適応システム[6]であると捉え，理論の中で看護過程を明確に示した。

8. こころの発達を支え，促す看護

（1）心身相関と看護

　心身相関とは「こころ」と「からだ」の相関性のことで，不安，緊張，ストレスから，腹痛，動悸，不眠などの体調不良を引き起こすことである。情動や感情をくみ取り，看護に活かすことが必要である。

（2）患者と家族の精神の健康

　疾患についての理解を深め，疾患から生じる生活上の困難に対処していくことは，患者と家族双方に求められる。家族の**感情表出（expressed emotion：EE）**に関して 1970 年代にイギリスで行われた研究で，同居家族が高い感情表出をしている場合に，患者の再発率が高くなると示された。家族の感情表出の高さは，疾患に対する知識の乏しさからくる不安，日常的な負担，偏見からくる孤立感などが深く関係している。家族や患者に心理教育や疾患教育を行って症状管理能力を向上させたり，ピアサポートにより孤立化の解消を図ることで，症状の悪化や再燃に気づき，早目に対処できるようになり，再発抑止に効果があることが示されている。

（3）保健・医療・福祉従事者の精神の健康

　精神障がい者だけでなく保健・医療・福祉従事者も，日々様々なストレスに晒されながら生きている。健康の保持，増進および不健康からの回復を目的として行われるセルフケアは，個人のイニシアチブ（自ら判断し，実行する態度）で行う保健行動である。セルフケアは個人のニードを満たすために行われ，ニードは普遍的セルフケア領域，発達的セルフケア領域，健康逸脱に関するセルフケア領域の３つで構成されている。

　普遍的なものには，十分な空気，水分・食物摂取の維持，排泄過程と排泄物に関連するケアの提供，活動と休養のバランスの維持，孤独と社会的相互関係のバランスの維持，生命・機能・安寧に対する危険の予防，人間の機能と発達の促進が挙げられる。

　発達的な領域は，心理社会的な問題への対応に必要なセルフケアであり，発達を阻害する事柄を理解してその影響の緩和に努める。健康逸脱に関するものは，個人の健康状態や治療状況によって変わる。状況に応じて普遍的セルフケア領域を調整する。保健・医療・福祉従事者は災害時や過重なストレスに晒されても，自分より患者や被災者等を優先するあまり，自身のセルフケアが後回しになりやすい。したがって，互いに注意し合う必要がある。

9.　トラウマ・インフォームド・ケア

　トラウマ（心的外傷）とは，災害や事故などにより非常に強いストレスがかかり，恐怖感や無力感を感じたり，精神的衝撃を受け，それが過ぎ去った後も体験が記憶に残り，精神的な影響を及ぼすものである。そして，トラウマ・インフォームド・ケア（Trauma Informed Care：TIC）は，公衆衛生上における基本概念の一つとして，諸外国において保健医療・福祉・教育・司法などの現場で重要視されている。TIC では，「誰に対しても礼儀と敬意があること」「当事者のニーズに合っていること」「約束の時間をできる限り守ること」「必要に応じてこころからの謝罪ができること」「スタッフが当事者の気分やニーズに合わせること」「変更を促すこと，創造的に考えること，一緒に問題を解決すること，懸念や批判を聴くことができること，学び続けること」が基本姿勢として求められる。

　近年，逆境体験や性の健康に関連するトラウマが，その後の人生にお

いて精神疾患の誘因となったり，精神的健康の脆弱さにつながることがわかってきた。

　精神障がい者が罪を犯すこともあるが，加害よりも被害に遭いやすい特性を踏まえ，看護を学ぶ必要がある。加えて，自分の体の性別に対する違和感と反対の性別でありたいという願望を持つ性同一性障害への理解と支援について学ぶ必要がある。性同一性障害とは，自己認識と身体の性別が一致しない状態であり，生物学的性別とジェンダー・アイデンティティの不一致がある。そのため，自己意識に一致する性別を求め，時には自らの身体的性別を自己意識のそれに近づけるために医療を望むこともある。性同一性障害は，DSM-5（アメリカ精神医学会による精神疾患の診断分類）では**性別違和**，ICD-11（世界保健機関：WHOによる国際疾病分類）では**性別不合**と表記されている。

　今後，性転換したカップルの結婚，DV（ドメスティック・バイオレンス），妊娠，出産，子育て，子どもの福祉，親権など，こころの健康と支援ニーズに看護師としてかかわる機会が増える可能性がある。

学習の課題

1．フロイトの自我の機能についてまとめてみよう。
2．適応的な防衛機制や対処行動について，例を挙げて考えてみよう。
3．ストレスコーピングの種類を2つ挙げてみよう。

引用文献・ウェブサイト

1）日本WHO協会ホームページ：世界保健機関憲章前文（日本WHO協会仮訳）．
https://japan-who.or.jp/about/who-what/charter/（最終閲覧日：2024年2月

8 日）

2）前田重治：図説　臨床精神分析学，p 14，誠信書房，1985.

3）前田重治：続図説　臨床精神分析学，p 23，誠信書房，1994.

4）前掲書 3），p 32.

5）フレデリック・カプラン（著），西 兼志（訳）：ロボットは友だちになれるか―日本人と機械のふしぎな関係，NTT 出版，2011.

6）Roy C：Adaptation：a conceptual framework for nursing, Nurs Outlook, 18（3）：42-45, 1970.

　https://pubmed.ncbi.nlm.nih.gov/5197607/（最終閲覧日：2024 年 3 月 16 日）

4 | 精神看護の対象理解とアセスメント

森　千鶴

《**目標＆ポイント**》

　精神看護の対象者を理解するために，対象者の行動を観察することやコミュニケーションをとることが基本となる。しかし１回の行動観察やコミュニケーションから対象者をアセスメントするのではなく，何度かの観察やコミュニケーションから判断することが重要となる。ここでは，アセスメントの視点となる，対象者の行動に影響を及ぼす要因としての神経認知機能，社会認知機能，神経伝達物質，自己意識，ストレングスについて，また，情報収集の方法としての観察・コミュニケーションの技法について学習する。

《**キーワード**》　神経認知機能，社会認知機能，アセスメント，観察・コミュニケーション技法

1. アセスメントとは

（1）アセスメントのプロセス

　アセスメントは対象者の状態を査定することであり，看護を実践する上で重要となる。アセスメントをするためには，対象者の発言などの主観的情報と看護師の観察や検査結果などの客観的情報から，情報と情報の関連を**分析**したり，なぜそのようなことになっているのか**解釈**したり，健康的な状態と比較することをとおして**推測**したりする。これらのことから対象者の状態を**判断**し，**看護の必要性を導き出す**ことをアセスメントという。アセスメントのプロセスを経ることで，わかりにくい対象者の状態を理解し，その対象者に合った看護計画を立案したり看護実践す

ることができる。

（2）正しくアセスメントするために

　精神看護の対象者は，後述する神経認知機能や社会認知機能に障害があるために思いや考えを上手く表出できないことも多い。そのため1回の観察や1回のコミュニケーションから判断するのではなく，様々な場面を統合してアセスメントすることが重要である。しかしながら，入院時などは色々な場面を観察しないまま看護実践する場合もある。そのような時は現在の状態からアセスメントし，看護を実践する。その看護実践を評価し，さらにその時の対象者の反応などの情報を加えて再アセスメントし，最初に行ったアセスメントが正しかったか否か，看護実践の内容を評価する。対象者が一度に表現できることが限られていることもあるが，その時々で思いが異なることがあるためである。看護を実践した後に情報を得ることがあるため，その都度アセスメントの修正を行う。少しの情報で対象者の状態や状況，思いを決めつけることがないようにすることが重要である。対象者のアセスメントを常に修正し，対象者の思いに寄り添う姿勢が必要である。

（3）的確なアセスメントのために

　対象者が様々な価値観をもっていることは，誰もが認めるところである。しかし，看護師が自分の価値観で物事を判断していることに気づいていないことが多い。以前，筆者がかかわった研究で，統合失調症者と看護師が洗濯の判断をどのように行っているのかを確認したことがある。統合失調症者は，上着であれば襟，手首の部分を裏返して確認していたが，看護師は汚れをあまり確認せず，少しでもしわになっていれば汚れていると判断していたことが明らかになった。

　このことからも明らかなように，看護師は自分の価値観で対象者の行動を判断している。対象者の問題や障害の部分に焦点を当てて情報を得るのではなく，対象者は何を考え，どのように感じているかという情報を積極的に得るようにする。対象者の情報を正確に得るために，看護師は，自分の思考傾向や価値観を知ることが大事である。

　また，先行する刺激が後続する認知や判断に影響を与える現象，たとえば，「ト○ト」などで○に文字を入れることができる現象（**プライミング**）がある。このプライミングのように，過去の自分の体験から状況を推測する機能が脳にあるため，現実をそのまま見ることが難しくなる。看護師は常に現実をありのままに見ているか自問自答しながら情報を収集することが重要である。

2.　アセスメントに必要な知識

　人は色々な情報を処理し行動している。そのため看護師が対象者の行動をアセスメントするには，対象者の行動の背景にある脳の仕組みや脳の機能を理解することが必要となる。人の行動は，その行動の決定と行動の自覚が必要となり，その機能を司っているのが脳の**神経認知機能**と**社会認知機能**であり，それぞれの機能に関与しているのが**神経伝達物質**である脳内ホルモンである。それぞれの機能が，行動などに反映されている。対象者の行動を知ることで，神経認知機能はどのようになっているのか，社会認知機能の状態はどうか，神経伝達物質の影響はないかとアセスメントする。また，行動している自分を対象者自身がどのように捉えているのか，対象者自身の**自己意識**や**ストレングス**（後述），**病気に対する意識**も行動に影響する。特に対象者のストレングスに着目することで看護の方向性が定まる。

　対象者と直接会話をしたり，対象者が他の医療職者や家族などの他者

とどのようなコミュニケーションをとっているのか，聴いたり，観察したりすることでアセスメントする。神経認知機能や社会認知機能は尺度などで測定することが可能な部分もあるが，日常的な看護では用いておらず行動から推察している。

（1）神経認知機能

　神経認知機能は人間が生きていく上で基本的な機能[1]である。具体的には意識，知覚，認知，記憶，注意機能，実行機能，言語などである。詳細な内容は**表 4-1** に示す。たとえば「身辺の整理がうまくできない」という場合，物が片づけられていないと**認知できない**のかもしれない，あるいは片づけている途中で他のことが気になって（**注意機能の障害**）片づけられない可能性もある，あるいは片づける方法を忘れている（**記憶障害**）ことやどのような方法で片づけるか計画が立てられないこと(**実行機能の障害**）も考えられる。あるいはそもそも身辺の整理ができる**意識状態**にない可能性もある。このように1つの行動に対していくつかの神経認知機能が関与しているため，様々な機能を理解し，他の場合と比

表 4-1　主な神経認知機能

機能	説　明
意識	環境からの刺激に対して反応できる能力
知覚	環境からの刺激を感じ取りまとめる作用
認知	知覚されたものを記憶や思考などによって意味づける
記憶	物事を覚えておくこと
注意機能	周囲からの刺激に対して必要なものに意識が向くこと
実行機能[2]	将来の目標達成のために適切な構えを維持する能力 ①目標設定，②計画立案，③計画実行，④効果的実行
言語	言語の意味を理解すること，言葉として音声を発すること

（精神疾患と認知機能研究会（編）：精神疾患と認知機能，新興医学出版社，2009.
をもとに著者作成）

較しながら，どのような状態かをアセスメントする。

（2）社会認知機能

　社会認知機能は対人関係に関連する機能である。すなわち他者の**表情を読み取り（表情認知）**，どのような感情をもっているのか推測する**社会的知覚**，他者が行動を起こすにはその意図や感情があることを知る**「心の理論」**，また他者の気持ちを理解し**共感する能力**という機能などである。他者とのコミュニケーションをする時に，相手の言葉や表情から（**表情認知と社会知覚**），何を考えているのか意図を把握し（**心の理論**），的確に相手の話に合わせたり質問に答えたりする（**言語**）ことができるのはこの社会認知機能があるためである。実際に他者と会話をする時には，相手が何を話したのか一時的に記憶しておくことも必要になる。この一時的記憶は**ワーキングメモリ**と呼ばれ，神経認知機能の「記憶」の一つである。

（3）神経伝達物質

　神経伝達物質である脳内ホルモンは，すでに 100 種類以上ある[3]といわれている。神経伝達物質は受容体に働きかけて神経細胞を興奮させるものと，受容体に結びつくことで神経細胞を抑制するものに分類することができる[4]。

　ここでは薬物療法にも応用され，重要とされているドパミン，ノルアドレナリン，アセチルコリン，セロトニン，アミノ酪酸（GABA）について取り上げる。心地良さを味わった時に放出されるドパミンは学習意欲を引き起こし，精神活動を活発にさせる。驚いた時に放出されるノルアドレナリンは覚醒力が強く，気分を高揚させ，活動的にさせる。アセチルコリンは意識，知能，記憶，覚醒，睡眠にかかわっている。特に記

憶などを司っている海馬の機能を賦活し，学習を促進する。

　セロトニンはドパミンやノルアドレナリンの過剰分泌による過剰な脳の覚醒や活動を抑える精神の安定をもたらすホルモンで，落ち着き，安らぎをもたらす。セロトニンは男性よりも女性に少ないことが知られており，不足によって気分が沈み込み，抑うつなどを生じやすく，不眠になることやイライラし，キレやすくなることもある[5]。アミノ酪酸（GABA）は神経細胞を抑制する働きが強く，不安を鎮め，睡眠を促す。

（4）自己意識

　自己意識は，他者から見られている自分をどのように認識しているかということと関連しているが，自分で自分をどのように捉えているかという意識でメタ認知である。メタ認知は，「認知の認知」といわれ，客観的に自己を捉える機能である[6]。メタ認知は人の認識の特性などについての知識（メタ認知的知識）をもち，常に自己を見て（モニタリング），調整する（コントロール）機能によって構成されている。

（5）ストレングス

　ストレングスは長所や良さのことを示し，その人がもっている技能や才能，関心や興味，目標，また周りの環境の中にもある。対象者のストレングスは面談の場面だけではなく，雑談などのたわいもない会話からも知ることができる。ストレングスは対象者の健康的な側面でもある。ストレングスを見出す視点として，趣味や生活，将来の希望などの個人的な因子，家族やコミュニティでのサポートの有無などの環境的因子，対人関係の解決策や選択肢などの対人関係因子がある[7]。

3.　情報収集の方法

（1）観察

　看護に必要な情報は，診療録や看護記録から得ることも可能である。しかし実際に対象者に接しないと得ることができない情報も多い。そのため観察の視点をもって対象者にかかわることはとても重要である。**観察とは，物事の現象をありのままの姿で，直接的で注意深い分析的な関心を通して知覚する行為であると定義されている。**

　看護師が観察するのは対象者の行動である。行動は対象者が何らかの刺激に対して起こす反応として捉えることができる。その行動は，いつ，どのように起こったのか，その行動の結果はどうであったのかについて観察する。人の行動は，①生命を維持するために必要な行動，②社会生活を維持するために必要な行動，③他者と交流する行動，④自分らしさを求める行動，に大別できる。生命を維持するために必要な行動は，生物学的な人の側面である。この部分は誰もが情報として得ることが可能である。人は一人では生きていけず，多くの人の中で生活している。社会生活を維持するために必要な行動は，多くの人との交流を維持するために必要な側面である。どのような行動をとっているか，関心をもって情報を収集することによって得ることができる。また他者と交流する行動は，一般的に身近な存在である家族や友人などとの交流であるが，対象者の場合には医療職者とのかかわり方を観察することも重要となる。対象者がかかわりをもとうとしないことも，1つの情報となる。

　最後に自分らしさを求める行動は，人が皆，個性をもち，個別的な自己実現を目指す存在としての側面である。対象者の自己意識やストレングス等であり，看護師から積極的にかかわり，対象者がどのようなことを考えているのかを意図的に知ろうとしなければ得ることは難しい。そ

表 4-2　観察すべき行動

収集方法	行動区分	観察の視点	観察項目
記録物からも収集可能	Ⅰ. 生命を維持する行動	1. 食事をする	身長, 体重, 血液データ, 食欲, 嗜好, 間食
			食事動作, 準備, 片付け
			食事で気をつけていること
		2. 飲水をする	電解質バランス, 飲水状況
		3. 排泄する	尿量, 排尿回数, 比重, 排便回数, 性状
			便通の整え方（下剤使用等）
		4. 休息する	睡眠時間, 起床・就床時間, 睡眠に対する満足感
			不眠時の対処
		5. 活動する	見当識, 日中の活動量, 過ごし方
観察して収集	Ⅱ. 社会生活を維持する行動	1. 問題を解決する	問題への対処行動, 問題の受けとめ方
			友人や家族から見た性格
		2. 清潔を保持する	入浴, 洗髪, 洗濯, 更衣, 化粧
		3. 住まいを整える	ベッド周囲の片付け（入院者の場合）
		4. 経済活動をする	職業, 小遣い（収入源）
			金銭管理, 入院費の支払い
かかわって収集	Ⅲ. 人と交流する行動	1. コミュニケーションの内容と方法	声の大きさ, 話す速さ, 話しの内容
			非言語的表現の有無
		2. 態度	他者への態度（従順, おもねる, 拒否的, 落ち着きなど）
		3. 交流する人	家族, 友人（同性, 異性）, 医療職者
			キーパーソン, 関係の取り方
思いを引き出して収集	Ⅳ. 自分らしさを求める行動	1. ストレングス	目標, 好きなこと, 趣味など
		2. 価値観	信念, こだわり, 宗教など
		3. 自己意識	自分をどのように見ているか
		4. 健康を維持・管理するための行動	服薬行動, 病気に対する認識
			食事制限や運動など健康のために行っていること

（中村裕美：アセスメントの視点と観察, ストレングスに着目した精神看護学〈基礎編〉（森　千鶴・田中留伊 編著）, 精神看護出版, 2023, p186 より改変して転載）

のため思いを引き出すような働きかけをする必要がある。以下，**表 4-2**[8)]
に行動区分と観察の視点を示す。

（2）参加観察

　精神看護においては患者と行動を共にしながら観察する参加観察が最
も多く用いられる。たとえば，一緒にトランプゲームを行うことなどが
挙げられるが，その目的は，時間や場を共有するためだけではない。対
象者がゲームのルールを理解しているか（理解力），ルールに従って行動
できるか（自制力），ゲームに集中できているか（注意），ゲーム中に他
者と関係がとれるのか（対人機能），感情を表出できるのか，駆け引きは
可能か，など様々なことが観察できる。またグループで行うゲームやワー
クでは，他者への関心の向け方や配慮，課題への取り組み方などを観察
できる。参加観察は一緒に行動しているからこそ，対象者の様々な側面
を観察できるため，この利点を生かすために，今何を観察しているのか
ということを念頭に置きながら共に行動することが重要となる。

（3）コミュニケーション

　精神看護における対象者とのコミュニケーションには，「対象者の状
態をアセスメントする」という側面の他に「治療的で安寧をもたらす」
という側面がある。「治療的で安寧をもたらす」コミュニケーションは，
対象者の気持ちに寄り添い，気持ちが落ち着けるようになるコミュニ
ケーションである。「アセスメントする」コミュニケーションでは，内容
によっては，対象者の価値観や信念，自己意識，精神状態や身体的状態
を把握することができる。対象者の状態を正確に把握するためには，対
象者の話に関心をもつこと，対象者の健康的な側面であるストレングス
に目も向けること，また対象者の苦痛や悩みに共感してよく聴くこと（傾

聴）が大切である。このように対象者に誠実に向き合うことで信頼関係の構築が可能になる。

　対象者は精神症状の影響を受けていることも多い。抑うつ状態の対象者は，会話が上手く進まないことや上手く表出できないこともある。対象者の状況から精神症状や思考の状態，他者への関心の程度をアセスメントすることができる。また対象者が話すことの中に，現実の体験と心情が混在していることもある。事実は事実として確認し，その心情を理解することも重要である。また同じことを何度も繰り返し話すことがあるが，繰り返すには意味があると理解するとともに，対象者の思考やこだわっていることなどがアセスメントできる。さらに会話の中で矛盾することが話された時には，曖昧な返答をするのではなく，会話を引き戻して確認をすることも必要となる。病的な状態をアセスメントするためには，対象者の言葉に耳を傾け，確認することが必要になるが，治療的で安寧をもたらし，自己をきちんと見つめてもらうためには，看護師が病的な状態にとらわれ過ぎないように健康的な会話を心がけるようにすることが重要である。

　対象者の考えていることや思いを引き出すようなコミュニケーションが必要となる。コミュニケーションの内容が現在のことのみに集中せず，対象者の過去の経験や将来の目標などについても具体的に話し合うことが重要である。自分の目標についてどのくらい具体的にイメージできているか確認することによって，自己意識を知ると同時に，対象者のメタ認知を活性化させることに役立つ。看護師は対象者とのコミュニケーションを取る時には意図的に行うようにする。

学習の課題

1．看護をするためのプロセス（看護過程）の各段階についてまとめて
みよう。
2．アセスメントに必要な神経認知機能，社会認知機能，神経伝達物質，
自己意識，ストレングスについてまとめてみよう。
3．情報収集の方法の1つである参加観察の方法をまとめてみよう。

引用文献

1）佐伯幸治：こころと脳，ストレングスに着目した精神看護学〈基礎編〉（森　千
鶴・田中留伊 編著），精神看護出版，pp 17-23，2023.
2）福井俊哉：遂行（実行）機能をめぐって，認知神経科学，12（3-4）：156-164，
2010.
3）池谷裕二（監）：神経伝達物質の種類，脳と心のしくみ，新星出版社，pp 70-71，
2016.
4）岩田　誠（監）：史上最強カラー図解　プロが教える脳のすべてがわかる本，ナツ
メ社，2011.
5）有田秀穂：セロトニン欠乏脳―キレる脳・鬱の脳をきたえ直す，NHK 出版，2003.
6）三宮真智子：メタ認知を育む効果的な方法とは，「内なる目」としてのメタ認知
（現代のエスプリ 497），至文堂，pp 174-181，2008.
7）大森圭美：ストレングスモデル，ストレングスに着目した精神看護学〈基礎編〉
（森　千鶴・田中留伊 編著），精神看護出版，pp 50-52，2023.
8）中村裕美：アセスメントの視点と観察，ストレングスに着目した精神看護学〈基
礎編〉（森　千鶴・田中留伊 編著），精神看護出版，pp 183-186，2023.

5 | 精神障害の薬物療法と看護

辻脇　邦彦

《**目標＆ポイント**》
(1) 精神科における薬物療法の効果と限界を学ぶ。
(2) 向精神薬の作用機序から薬理効果と有害作用を学ぶ。
(3) 精神科薬物療法について看護の視点から学ぶ。
《**キーワード**》　精神科薬物療法，向精神薬，抗精神病薬，アドヒアランス

　現代の精神科薬物療法は神経生理学に基づいた化学的神経伝達や，脳科学による脳機能の解明により，精神障害をある種の脳神経伝達系の疾患として，精神薬理学に則った，より確からしい仮説により想定される治療を目指している。しかし，いまだ精神疾患はその全容において原因が科学的に解明されていないものが多いと言わざるをえない。

　「向精神薬」の定義には「麻薬及び向精神薬取締法」における定義があるが，ここではあくまで精神疾患に対する治療において使用する薬剤の総称としての「向精神薬」について述べていく。

　「向精神薬」とは，WHO（世界保健機関）の定義によれば，「その主要な作用が精神機能，行動，経験に影響を与える薬物」とされる。その用途に基づいた分類として代表的なのは，抗精神病薬，抗うつ薬，抗躁薬（気分安定薬），抗不安薬，睡眠薬，抗てんかん薬である。このほか抗認知症薬，抗酒薬を含む場合もある。しかし，このような用途に基づいた分類も，たとえば，うつ病・うつ状態の治療薬として抗精神病薬が適用になっていることなどがあり，限界に来ていることを付け加えておく。

　精神科における薬物療法は治療において重要な位置を占めているとはいえ，向精神薬のほとんどは脳の化学的神経伝達に関与しているのであって，生活状況までを改善するものではない。看護においては，その効果に過剰な期待をしてはならない。ましてや当事者の性格や人格を変えるためのものではない。当事者が抱える生きづらさと生きにくさは，向精神薬のみで解決する問題ではない。「病める人間とは何か」「病める人間とこころとの関係をどう考えるか」という根本的な問いに対するアプローチが必須となる。看護はこの点について，まさしく当事者の特性を理解して生活にかかわることを役割とし，当事者と社会との間で起きている生きづらさの解消に向けてケアし，当事者の生きにくさに寄り添うことを機能とする。与薬が役割で，飲ませることが機能ではない。

1. 精神障害の診断

　精神障害には疾患であるものと，そうでないものとがあるということを押さえておくことは，精神科薬物療法においては重要である。脳科学者は "あらゆる精神障害は脳の疾患である" と主張するかもしれない。さかのぼると，シュナイダーは『臨床精神病理学』[1]の冒頭で「心的異常には，心のあり方の異常変種としてのものと，疾患（および奇形）の結果としてのものがある。」と述べている。

　疾患とは，身体医学に共通する概念で「身体（器官）の異常に原因があるもの」を指している。疾患には原因が明らかであるものと，そうでないものがある。原因が明らかなものを「種」，原因が明らかでないものを「類型（症候群）」という。診断学的には精神障害は「種」と「類型」の区別を明言していない。「ICD（国際疾病分類）」「DSM（精神障害の診断・統計マニュアル）」のいずれの分類も疾患（disease）の定義を避け，障害（disorder）という水準で分類体系をまとめている。また診断基準は

治療の指針ともなるが，統計分類を目的としていることも特徴的である。DSM-5-TR ではさらに症（disorder）やスペクトラム（spectrum）といった分類を採用している。ICD-11 においてもほぼ DSM-5-TR と整合性が取れていると言っていいだろう。つまり「種」と「類型」が混在し，連続体的に存在することを前提としていると言える。さらに，今日においても原因が科学的に確定されていない精神障害において，実臨床では一診断ではなく併存症はしばしばあることが認められている。また経年において診断が変化することも認識されている。つまり薬物療法的には，「種」と「類型」の混在の中で，薬剤は「種」であればその原因が明確であり，原因に対する治療薬としての効果が期待できるが，「類型」としてのこころの在り方の偏りという精神障害の多くに対して薬は対処療法的となるということであり，薬が有効ではないものがあるということである。

　さらに，医学的診断と精神科診断の大きな違いは，精神科の診断が，人の思考，感情，行動に焦点を当てていることである。たとえば，精神科の診断基準には，「過度の」，「不適切な」，「逸脱している」といった用語が用いられており，身体における検査データの正常値のような，明確な基準が何であるかを規定せずに，異常を規定することを意味している。つまり，診断は主観的な判断と社会規範に影響を受けるということを忘れてはならない。自己の価値観や社会規範に対して敏感になる必要がある。

2.　精神科薬物療法における看護の役割

　精神症状は脳の疾患としての症状と，その当事者の置かれた，社会的，心理的，教育的背景に，自身の身体的・感情的な状況に影響を受けて，こころの在り方の偏りとなり，それがベースとなって表出されるものが

ある。その当事者がどのように社会の中でサポートされているか，あるいは阻害されているかが，またその当事者自身の認識が影響するということである。医療においては患者—医療者関係が重要な影響因子となる。その中で可能な限りの良好な関係とケアをベースとして，精神障害において解明されている多くの化学的神経伝達の基礎を理解し，必要適切な用量での薬剤で最大限の効果を得られるよう寄り添い，支援することが期待される。

　精神科における薬物療法は，その前提として当事者の疾病教育，生活習慣の改善，心理的なケアの構築，そして語りの場の提供が欠かせない。たとえばストレスとの付き合い方，睡眠のとり方，気分や認知の捉え方など，それらへの介入は看護の役割であり機能である。さらに精神障害は，知的能力，感情的な反応，現実を認識する能力，他者との情報伝達や関係性の構築能力などが障害されていることを考えると，そのような障害があることを前提としての反応を考慮し，介入方法を構築しなければならない。またそれなくして効果的な薬物療法は実臨床では成立しない。この意味では看護が薬物療法の成否を決めると言っても過言ではない。現代においては障害の「社会モデル（social model）」に立脚した当事者—看護者関係を認識し実践することが薬物の効果を最大限に引き出すことになる。

　治療的にも 1980 年代頃から行われ始めたインフォムード・コンセント（Informed Consent：IC）の流れから，近年は共同意思決定（Shared Decision Making：SDM）という考えに移行しつつある。また，ケア的にもトラウマ・インフォームド・ケア（Trauma Informed Care：TIC）やパワー・脅威・意味のフレームワーク（Power Threat Meaning Framework：PTMF），統合失調症／精神症の認知行動療法（CBT for psychosis：CBTp），リカバリーを目指す認知療法（Recovery-Oriented

Cognitive Therapy：CT-R)，オープンダイアローグ（Open Dialogue），べてるの家の「当事者研究」など，当事者の身体的・心理的安心安全感を基盤としたリカバリーに向けたケアの構築が望まれている。

さて，これらの前提を踏まえ，我が国で使用可能な向精神薬を中心に見ていくこととする。

3. 神経伝達と向精神薬

向精神薬の多くは，脳内の神経伝達に作用し，その伝達を阻害したり促進（活性化）することによって作用する。これらの治療薬が作用する主要部位は数か所である。神経伝達におけるいくつかの受容体・トランスポーター（再取り込み機構）・分解酵素を標的としている。

（1）受容体を介した神経伝達

脳内の神経伝達，主にシナプス間で起こる神経伝達物質（モノアミン）を介した神経伝達に関与するものがあり，シナプス前神経細胞から遊離されたモノアミンは，シナプス後神経細胞にある受容体に結合し神経伝達される（**図 5-1**)[2]。

■**イオンチャネル結合型**：Na^+，K^+，Ca^{2+}，Cl^-などのイオンチャネルの開閉に関与し，神経伝達に抑制性，興奮性に関与する。それぞれの受容体型には，さらにサブタイプが存在し，相互に関与し合っている。

■**G タンパク質共役型**：受容体全体の 80％以上を占める主要な受容体ファミリーである。特定の二次メッセンジャーを合成する酵素が活性化あるいは不活性化されて，神経伝達が生じる。自己受容体は一般にシナプス前部からの神経伝達物質の放出に抑制的に関与する。

■**チロシンキナーゼ型**：ホルモンや神経栄養因子などの増殖因子・成長因子受容体として機能している。

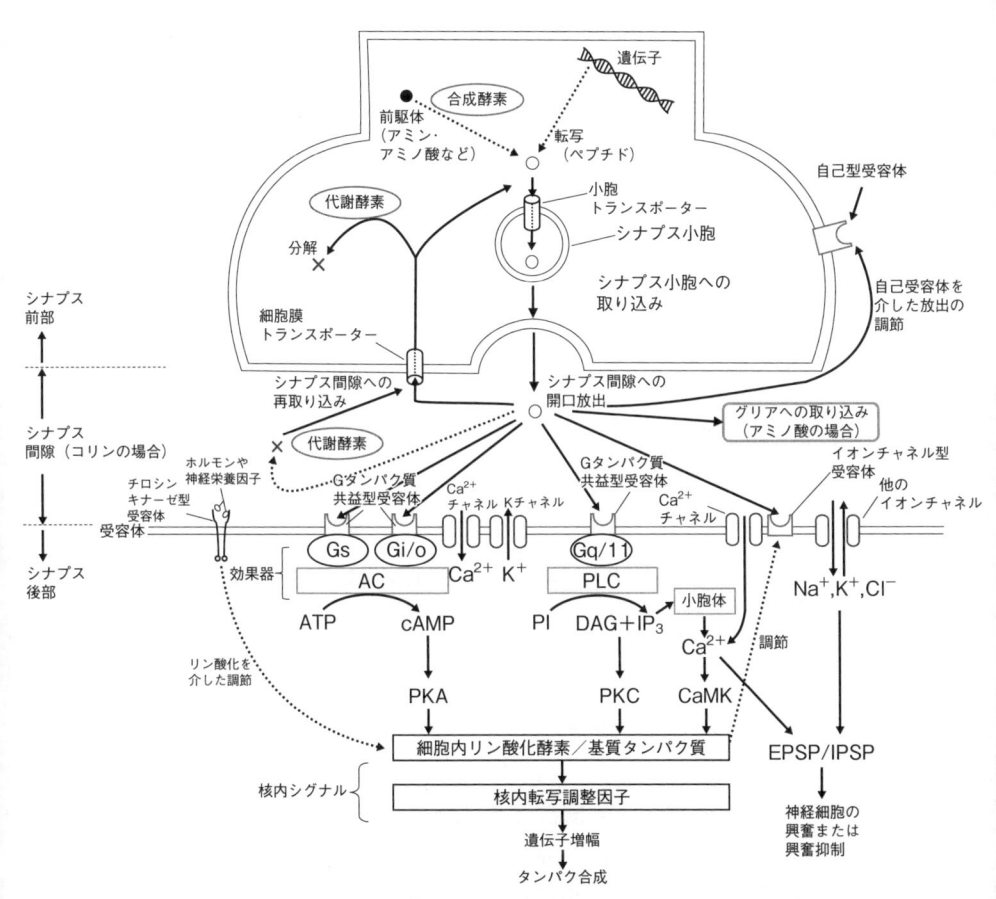

図 5-1　受容体を介した神経伝達のメカニズム
(日本臨床精神神経薬理学会専門医制度委員会(編)：専門医のための臨床精神神経薬理学
テキスト，星和書店，2021，p24 より転載)

　シナプス前神経細胞から遊離されたモノアミンや受容体に結合後に遊
離したモノアミンは，シナプス前神経細胞に再取り込みされる。直接取
り込みされるものと，酵素によって分解されてから再取り込みされるも

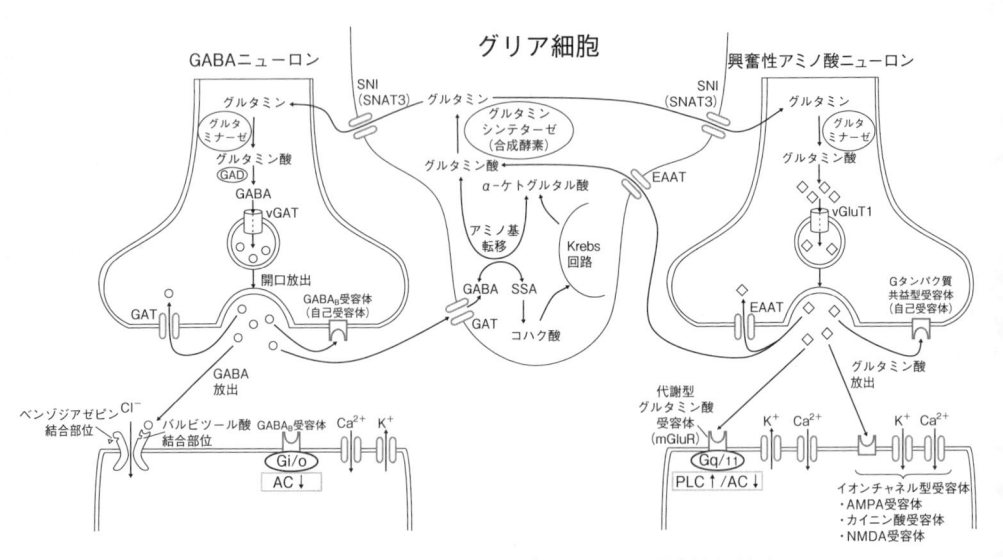

図 5-2　興奮性アミノ酸および GABA 作動性神経終末

（日本臨床精神神経薬理学会専門医制度委員会（編）：専門医のための臨床精神神経薬理学テキスト，星和書店，2021，p25 より転載）

のがある。この再取り込み機構をトランスポーターという。

（2）GABA ニューロンと興奮性アミノ酸ニューロン

　γ-アミノ酪酸（γ-aminobutyric acid：GABA［ギャバ］）はアミノ酸の一つで，主に抑制性の神経伝達物質として機能している。GABA は，たとえば基底核や小脳皮質から抹消へ伝導する脊髄より上位の経路において，主要な抑制性の神経伝達物質となっている。GABA はまた，大脳皮質細胞内における抑制作用を担っている。

　グルタミン酸もまたアミノ酸の一つで，興奮性の神経伝達物質として機能している。グルタミン酸作動性神経は線条体，視床，脳幹，脊髄へと遠心性に投射する。海馬の主要な興奮性の伝達，海馬内の局所神経回

路，小脳の主要な興奮性の伝達もグルタミン酸ニューロンである（**図5-2**）[3]。

4. 向精神薬

（1）抗精神病薬

a）概要（抗精神病薬と統合失調症のドパミン仮説）

　抗精神病薬は統合失調症を中心とする幻覚，妄想，精神運動興奮，混迷などを軽減するとともに，再燃を予防する治療薬である。器質性精神障害，抑うつ障害など，他の精神障害における同様の症状にも用いられることがある。

　精神病のドパミン仮説はよく知られており，すでに古典的ではある。しかしながら，ドパミンは精神病に関連づけられる唯一の神経伝達物質ではない。統合失調症のみならず，パーキンソン病に伴った精神病，認知症に伴った精神病，そして多くの精神症状をきたす薬物による精神病など，いくつかの種類の精神病で病態生理や治療においてグルタミン酸とセロトニンの神経回路もまた関与する。このように，仮説として精神病に関連づけられている主要な神経伝達物質系が現在3つある（**図5-3，表5-1**）[4]。

　一つ目に，長年の，中脳辺縁系経路のドパミン D_2 受容体での過活動というドパミン仮説がある。二つ目のグルタミン酸仮説は，前頭前皮質に投射する経路での N-メチル-D-アスパラギン酸（N-methyl-D-aspartate：NMDA）受容体の機能が低下していることを提唱している。それが下流にある中脳辺縁系ドパミン経路における過剰を引き起こしていると考えられている。三つ目のセロトニン仮説は，皮質における，特にセロトニン2A（$5HT_{2A}$）においてセロトニン活動が過剰であると仮定している。これもまた，中脳辺縁系ドパミン経路における過剰を結果として

ドパミン仮説
中脳辺縁系経路のD_2受容体での過剰なドパミン

グルタミン仮説
NMDA受容体の機能低下

セロトニン仮説
皮質における$5HT_{2A}$受容体での過剰なセロトニン

図 5-3　精神病に関する神経伝達物質の経路

(Stephen M. Stahl（著），仙波純一，他（監訳）：ストール精神薬理学エセンシャルズ（第5版），メディカル・サイエンス・インターナショナル，2023，p96より一部改変して転載)

表 5-1　薬理学モデルが，ドパミン，セロトニン受容体アゴニストおよびNMDAグルタミン酸受容体アンタゴニストと精神病症状を関連させる

	精神刺激薬（コカイン，ampfetamine）	解離性麻酔薬（PCP，ケタミン）	幻覚薬（LSD，シロシピン）
提唱されている機序	D_2アゴニスト	NMDAアンタゴニスト	$5HT_{2A}$アゴニスト（そしてより低い範囲で$5HT_{2C}$）
幻覚の主なタイプ	聴覚	視覚	視覚
頻度が高い妄想	偏執的被害妄想	偏執的被害妄想	神秘的
病識	なし	なし	あり

5HT：5-ヒドロキシトリプタミン（セロトニン），D_2：ドパミンD_2，LSD：リゼルグ酸ジエチルアミド，NMDA：N-メチル-D-アスパラギン酸，PCP：phencyclidine
(Stephen M. Stahl（著），仙波純一，他（監訳）：ストール精神薬理学エセンシャルズ（第5版），メディカル・サイエンス・インターナショナル，2023，p96より一部改変して転載)

引き起こしている。これら3つの経路の内，1つまたはそれ以上が精神病の発症に関連していると考えられている。

　脳内にはいくつかのドパミン経路があるが，抗精神病薬に関与する4つのドパミン経路の内の一つである中脳-辺縁ドパミン経路の過活動が，統合失調症の病因に関与していると考えられている。また，統合失調症では中脳-皮質ドパミン経路での機能低下があり，それが陰性症状に関与していると考えられている。

b）抗精神病薬の種類

　現在大きく2種類の抗精神病薬が使用されている。定型抗精神病薬（従来型抗精神病薬・第一世代抗精神病薬）と非定型抗精神病薬（新規抗精神病薬・第二世代抗精神病薬）である。「定型」と「非定型」という用語は，古くからある「定型」な副作用を示す抗精神病薬と，定型な副作用を示さない「非定型」な抗精神病薬という意味で使用されている。

　また受容体への作用タイプから，SDA（serotonin dopamine antagonist：セロトニン-ドパミン拮抗薬），MARTA（multi acting receptor targeted antipsychotics：多元受容体標的化抗精神病薬），DSS（dopamine system stabilizer：ドパミン・システムスタビライザー）・DPA（dopamine D2 receptor partial agonist：ドパミン部分作動薬），SDAM（serotonin dopamine activity modulator）といった用語が用いられることがある。

　さらに用量から見た分類として，1日投与用量が数ミリグラムから十数ミリグラム程度の有効量を示すものを高力価の抗精神病薬，また1日投与量が数十グラムから数百ミリグラムの有効量を示すものを低力価の抗精神病薬ということがある。

c）統合失調症とドパミン経路

　脳には次の5つのドパミン経路がある（**図5-4**）。①中脳-辺縁ドパミ

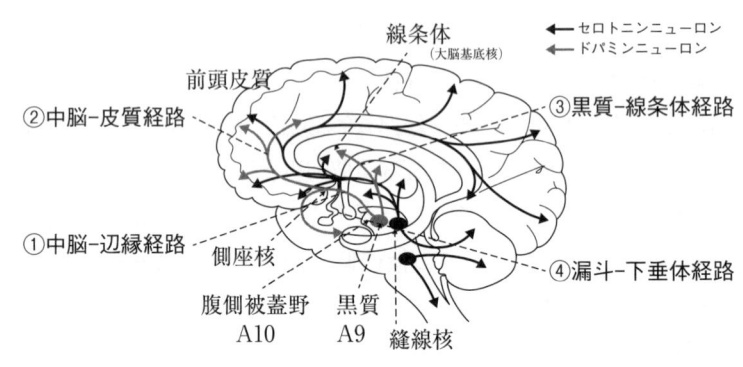

図 5-4　主要なドパミン作動性経路

ン経路，②中脳-皮質ドパミン経路，③黒質-線条体ドパミン経路，④漏斗-下垂体ドパミン経路である。そしてもう一つ，⑤視床ドパミン経路があるが，現段階では統合失調症に関するエビデンスはなく，ここでは説明を省くこととする。

　定型抗精神病薬はドパミン受容体拮抗作用が主作用であり，陽性症状発現に関連のある中脳-辺縁経路では陽性症状の改善に働くが，他の3つの経路では，ドパミン拮抗作用により，神経遮断薬性欠損症候群（二次性陰性症状）・錐体外路症状の発現，プロラクチンの上昇などの問題があった。

　非定型抗精神病薬では，ドパミン拮抗作用に加え，セロトニン拮抗作用を有し，その特徴となっている。セロトニン系のニューロンはドパミン系ニューロンとほぼ並行して走っており，相互に調整し合っていることが知られている。それにより次のような効果がある。①中脳-辺縁経路では同様に陽性症状の改善。この経路ではセロトニンが働いてもその効果を逆転しない。②中脳-皮質経路では同様に遮断が起きるが，セロトニン拮抗作用でドパミン経路の回復と陰性症状の改善。③黒質-線条体経

路では，ドパミン系の遮断で錐体外路症状やパーキンソン様症状が出ていたが，セロトニン拮抗作用で症状の改善効果。④漏斗-下垂体経路では，セロトニン拮抗作用が働き乳汁漏出や月経不順，性機能障害などの副作用の改善。以上のような作用を非定抗精神病薬の至適用量での使用により期待できる。

d）抗精神病薬の至適用量と臨床効果

ⅰ．至適用量

　抗精神病薬の投与は，単剤，至適用量が基本である。急性期の治療では，従来は十分な薬効が得られるまで漸増し，寛解すれば漸減するといわれてきたが，日本では鎮静効果に比重が置かれ十分には漸減されていなかった現状がある。現在では抗精神病薬効果であるドパミン受容体占有についての研究が進み，かつ非定型抗精神病薬が主流となることで至適用量という考え方が浸透している。ドパミン神経経路における抗精神病薬の受容体占有による臨床的有効性 D_2 遮断 $\geqq 65\%$，錐体外路症状 D_2 遮断 $\geqq 78\%$，プロラクチン上昇 D_2 遮断 $\geqq 72\%$ といわれている。つまり至適用量はおおよそ 70%前後と考えられる。薬剤の拮抗作用により 30%程度の活性率を確保し，遮断し過ぎないことが重要である。看護においては副作用の発現の有無を観察することの重要性が増しているといえる。

ⅱ．臨床効果

　抗精神病薬はドパミン D_2 受容体拮抗作用を有し，ドパミン D_2 受容体に対する親和性を共通特性として有している。この共通特性により抗精神病薬は眠らせることなく周囲の刺激に無関心とさせる基本的な作用を有し，臨床的には次のような作用を示す。①抗幻覚妄想作用：精神疾患患者の行動を左右し混乱させている幻覚や妄想を抑える作用。②鎮静作用：精神病性の不安・興奮を抑える作用（非特異的）。③抗自閉・賦活作

表 5-2　抗精神病薬の副作用

障害の部位	投与初期に出現	長期投与後に出現
中枢神経系	錐体外路症状（パーキンソン症候群・アカシジア・アキネジア・急性ジストニア）眠気, 精神活動の遅鈍化	遅発性ジスキネジア行動毒性多飲症・水中毒
自律神経系	起立性低血圧, 口渇	麻痺性イレウス
皮膚	発疹, 光線過敏症	異常色素沈着
眼		角膜・水晶体の混濁
肝臓	胆汁うっ滞を伴う肝炎	肝機能障害
心臓・循環器系	頻脈, 血圧低下	心電図異常（QTC 延長）
内分泌系		性機能障害体重増加, 糖尿病
血液系	白血球減少反応	顆粒球減少症
その他	悪性症候群	

＊薬剤によって発生頻度が違う。詳細は各薬剤の添付文書等を参照。

用：慢性患者の意欲・自発性の低下を改善する作用（非定型抗精神病薬）である。

e）副作用

　抗精神病薬はドパミン D_2 受容体拮抗作用の他，ムスカリン性コリン M_1 受容体，ヒスタミン H_1 受容体，α_1 アドレナリン受容体などの拮抗作用を有している。中枢性，末梢性に作用し様々な症状を呈し，投与期間によっても副作用の種類と出現頻度は変化する（**表 5-2**）。

■D_2受容体拮抗作用による副作用

　中脳-皮質ドパミン経路の抑制では，前頭系の認知機能の低下，統合失調症では陰性症状の悪化に関与する。黒質-線条体ドパミン経路は，錐体外路神経系の一部であり運動を調節している。その神経系の抑制により錐体外路症状（Extrapyramidal Symptom：EPS）が起きる。漏斗-下垂

体ドパミン経路が抗精神病薬によって遮断されると，プロラクチンの血中濃度が上昇し，高プロラクチン血症となる。これにより，女性では乳汁分泌，生理不順，無月経などが，男性では女性化乳房や性機能低下が見られる。また，高プロラクチン血症では骨からのカルシウム遊離が進み骨粗鬆症になりやすくなる。

　錐体外路症状には次の4つの代表的な症状がある。①パーキンソン症候群（Parkinsonism）：抗精神病薬の投与開始後もしくは増量後，または錐体外路症状に対する医薬品を減量後2～3週間以内に発現するパーキンソン振戦，筋強剛，運動の減少や運動開始の困難さ（アキネジア），あるいは運動が遅くなること（寡動）。②急性ジストニア（Acute Dystonia）：抗精神病薬の投与開始後もしくは増量後，または錐体外路症状を治療する医薬品の減量後2～3日以内に発現する。眼（眼球運動異常），頭部，頸部（斜頸，頸部後屈），四肢または体幹の異常かつ持続する筋攣縮。③アカシジア（Akathisia）：正座不能ともいう。主観的な落ち着きのなさが，抗精神病薬の投与開始後もしくは増量後，または錐体外路症状を治療する医薬品の減量後2～3日以内に発現する。しばしば他覚的に観察される過剰な運動（例：そわそわとした足の動き，片足ずつ交互に体重をかけて体を揺らす，足踏み，じっと座っていたり立っていたりすることができない）を伴う。④遅発性ジスキネジア（Tardive Dyskinesia）：抗精神病薬の少なくとも2～3か月の使用に関連して発現するアテトーゼ様，または舞踏病様の不随運動（少なくとも2～3週間持続する）。一般的には舌，顔面下部や顎，そして四肢に認める（時には咽頭，横隔膜や体幹の筋肉にも発現する）。

■ムスカリン性コリン M_1 受容体拮抗作用による副作用

　抗コリン作用による副作用は口渇，かすみ目，便秘，尿閉そして認知機能の鈍化，眠気といった副作用をもたらす。いくつかの定型抗精神病

薬では抗コリン作用が強く錐体外路症状を起こしにくいことが知られている。

■ヒスタミン H₁受容体拮抗作用による副作用

抗ヒスタミン作用による副作用は，体重増加と鎮静，眠気に関与している。

■α₁アドレナリン受容体拮抗作用による副作用

中枢の α₁受容体遮断は鎮静に関与し，末梢の遮断は起立性低血圧と関与している。

■悪性症候群 Malignant Syndrome

重篤副作用の一つである。72 時間以内の抗精神病薬への曝露に関連して発現する。発症，顕在化，進展，そして転帰においてしばしば不均一である。しかし悪化すれば重篤副作用となりうるので特に注意が必要である。典型例では，大量の発汗を伴う 38.0℃を超える高体温，筋強剛，最も重度な状態では鉛管様筋強剛となる。正常上限の 4 倍を超えるクレアチニンホスキナーゼ（CPK）の上昇が一般的に認められる。他の関連所見（例：嚥下困難，失禁，錯乱から昏睡にわたる意識水準の変化，無言症，血圧の上昇または不安定化）が認められる。

悪性症候群の発症機序と病態は，十分に解明されていないが，悪性症候群を独立した症候群と見なさず，神経遮断薬により生じる「錐体外路症状」が重症化したもの，あるいは，「発熱を伴う錐体外路症状群」との捉え方がある。悪性症候群の予防には，錐体外路症状からカタトニア，悪性症候群に至る一連の病態を連続したものと捉えることが看護にとって極めて重要である（**表 5-3**）[5]。

f）看護師として理解しておくべきこと

前述のドパミン過剰仮説によれば，ドパミンの過剰放出が過剰伝達を引き起こすことになり，それが統合失調症の陽性症状の発現に関与する

表5-3　悪性症候群へ進展する各段階と起こりうる状態

段階	筋強剛 （筋硬直）	自律神経系 症状	発熱 38℃超	治療
第1段階 錐体外路反応	軽度〜中等度			抗コリン剤
第2段階 神経遮断剤カ タトニア	軽度〜中等度 +歯車様筋強剛	P：70〜90 RR：18〜28 BP：120/70〜140/80		抗コリン剤 +ベンゾジアゼピン
第3段階 軽症悪性症候 群	軽度〜中等度 +歯車様筋強剛	P：90〜110 RR：25〜30 BP：130/80〜150/90	38〜39℃	抗コリン剤 +ベンゾジアゼピン
第4段階 悪性症候群	中等度〜重度 +「鉛管様」 筋強剛	P：110〜130 RR：25〜30 BP：140/100〜 210/110	39〜40℃	上記 +ブロモクリプチン ダントロレン アマンタジン
第5段階 悪性症候群 （重症）	重度 +「鉛管様」 筋強剛	P：130〜150 RR：30〜36 BP：140/100〜 210/110	39〜42℃	上記 +ブロモクリプチン ステロイド剤

自律神経症状：p＝脈拍数（/分），RR＝呼吸数（/分），BP＝血圧（mmHg）
（オーストラリア治療ガイドライン委員会：向精神薬治療ガイドライン（原著第4版改訂増補版），一般社団法人 医薬ビジランスセンター，2004，pp260-268 より一部改変して転載）
〔Reprinted from J Am Acad Child Adolesc Psychiatry, Vol31. Copyright 1992, with permission from Elsevier, through Japan UNI Agency Inc., Tokyo〕

と考えられる。したがって幻覚妄想状態を軽減するためには，理論的にはその過剰な神経伝達を引き起こしているドパミン受容体を薬剤で遮断することによって症状が軽減されることになる。

　ここで注意しなければならないのは，至適用量で神経伝達が遮断されたとしても，患者が感じるであろう状態と周囲から見える症状が必ずしも相関しないということである。つまり，薬剤によって適切にある程度神経伝達が遮断されたとしよう。しかし，だからといって幻覚や妄想に

よって引き起こされた気分が，青空が晴れ渡るように一気にすっきりする訳でもなく，それまでの周囲に対する違和感や懐疑がまったくなくなる訳でもないということである。さらに言えば，もともともっている障害がなくなる訳ではない。急性期であればあるほど，用量としては適切でも看護者からは状態が良くなっているようには見えにくい可能性があるということである。

（2）抗うつ薬
a）概要（抗うつ薬とうつ病のモノアミン仮説）

　基本的には抑うつ症群に伴う抑うつ症状に対して処方される薬剤である。抗うつ薬の中には，うつ病・抑うつ症の他に，パニック症，強迫症，社会不安症，外傷後ストレス症の適用を受けているものがある。

　抑うつ症群の病態生理において，次の3つの神経伝達物質の関与が古くから示唆されている。セロトニン，ノルアドレナリン，ドパミンである。これらのモノアミンは神経伝達系をそれぞれ構成し，しばしば協調して作用する。気分症群で見られる症状の多くは，これらの神経伝達の様々な連携における機能障害が関与していると想定されている。うつ病の生物学的病因に関する古典的な理論「モノアミン仮説」では，モノアミンの欠乏，もしくはモノアミン性神経伝達の不活性化によると想定されている。「モノアミン仮説」は当初，セロトニンとノルアドレナリンに注目が集まっていたが，抗うつ薬の効果発現までには7日程度から数週間かかることが臨床的には経験されており，薬による間接的な作用が働いている可能性が示唆されていた。現在ではこれらの3つのモノアミンの神経伝達系が機能障害に陥ることが原因であり，病像によって関与している神経伝達物質に相違があることが示唆されている。現在ではモノアミンの欠乏という単純なモノアミン仮説から，γ-アミノ酪酸，グルタ

ミン酸，脳由来神経栄養因子（Brah-derived neurotrophic factor：BDNF），当該受容体とそれらに関連したイオンチャネル，受容体以後の情報伝達系の機能異常，視床下部-下垂体-副腎系の神経内分泌の関与も示唆されてきているが，確立されたものはない。

b）抗うつ薬の種類

抗うつ薬は，我が国では次の6種類の薬剤が使用されている。①三環系抗うつ薬，②四環系抗うつ薬。③選択的セロトニン再取り込み阻害薬（selective serotonin reuptake inhibitor：SSRI）④セロトニン・ノルアドレナリン再取り込み阻害薬（serotonin-noradrenaline reuptake inhibitor：SNRI）⑤ノルアドレナリン作動性・特異的セロトニン作動性抗うつ薬（noradrenergic and specific serotonergic antidepressant：NaSSA），⑥セロトニン再取り込み阻害・セロトニン受容体調節薬（serotonin reuptake inhibitor and modulator：S-RIM）である。

抗うつ薬は，セロトニンやノルアドレナリンの再取り込み機構に結合し，前シナプスへの再取り込み機能を阻害することでシナプス間隙のモノアミンレベルを増加させることが主作用となっている。従来薬である三環系抗うつ薬では，この主作用に加えムスカリン性 M_1 抗コリン作用，抗 α_1 アドレナリン作用，抗ヒスタミン H_1 作用などの副作用を強く併せもつ。このような従来薬の有害作用を可能な限り低減し，モノアミン再取り込み阻害作用だけを選択的に残そうとする，あるいは有害作用を減弱させ開発されてきたのが，SSRI，SNRI であり，加えて効果の増強を図ったのが NaSSA である。

c）抗うつ薬の効果

基本的には抗うつ薬は，従来でいう内因性のうつ病に効果があると考えられる。また今日，新規の抗うつ薬の使用範囲はうつ病以外の強迫性障害や不安障害といった精神障害にも使用範囲を広げている。不安とは

過度の恐怖と憂慮であり，強迫性は状況に対して不適切であるとわかっていても継続し，しばしば望まない結果を生じるような認知もしくは行動の硬直といえる。これらは抑うつに共通する症状であり，抗うつ薬は単に気分を持ち上げるものではなく，これらの症状を緩和する何らかの神経伝達に関与しているということであり，これらの視点からも症状を観察する必要がある。

このような抗うつ薬の使用範囲の拡大は，言い換えれば抗うつ薬とは何に効いているのか，といった問いかけともいえる。特に高度ストレス社会における現代のうつ病とは何を看護として位置づけておく必要がある。つまり，どこまで重篤であれば，平たくいえばどこまで抑うつ（不安や恐怖，憂慮）が強ければ，あるいは認知や行動が強迫的であれば薬を使う必要があるのか，その副作用と作用のバランスにおける服薬のリスク，その人が生活するという側面における薬による気分の高揚の必要性，といったことを念頭に置きながら当事者の生活を捉え，そこに介入しつつ，医師の処方を看護として捉える必要性が出てきている。

現在の医療を見るに，不定愁訴を前面とした仮面うつ病，不安抑うつ混合状態が増えている中で，高度ストレス社会の中で生活している患者の根底にある不安や，認知の硬直性，抑うつ状態のアセスメントが重要となる。

『日本うつ病学会治療ガイドライン　Ⅱ．うつ病（DSM-5）／大うつ病性障害 2016』では，軽症うつ病では患者背景や病態生理に基づいた支持的精神療法や心理教育などの基礎的な介入が重要であるとし，重症になるに従い，その基礎的な介入に加え，必要に応じた薬物療法を推奨している。また，抑うつ障害群に含まれる患者群はきわめて多様であり，大うつ病エピソードに合致している患者に遭遇した場合，一般身体疾患による抑うつ状態，過去の躁ないし軽躁病相が示唆する双極性障害，大

表5-4　把握すべき情報のリスト

（治療者・患者関係の形成を勘案しながら確認）

1）言い間違い・迂遠さの有無を確認
2）身長・体重・バイタルサイン（栄養状態を含む）
3）一般神経学的所見（パーキンソン症状，不随意運動を含む）
4）既往歴：糖尿病，閉塞隅角緑内障の有無を確認
5）家族歴：精神疾患・自殺者の有無を含めて
6）現病歴：初発時期，再発時期，病相の期間，「きっかけ」「悪化要因」，生活上の不都合（人間関係，仕事，家計など）
7）生活歴：発達歴・学歴・職歴・結婚歴・飲酒歴・薬物使用歴を含めて
8）病前のパーソナリティ傾向：他者配慮性・対人過敏性・発揚性・循環性・気分反応性の有無を含めて
9）病前の適応状態：家庭・学校・職場などにおいて
10）睡眠の状態：夜間日中を含めた睡眠時間，いびき・日中の眠気の有無の聴取
11）意識障害・認知機能障害・知能の低下の有無
12）女性患者の場合：妊娠の有無，月経周期に伴う気分変動，出産や閉経に伴う気分変動

（日本うつ病学会　気分障害の治療ガイドライン作成委員会：日本うつ病学会治療ガイドライン，Ⅱ．うつ病（DSM-5）/大うつ病性障害 2016，p.11，表1-1を転載）

うつ病性障害であると同時に他の精神疾患（発達障害を含む）やパーソナリティ障害を伴う可能性などを検討して，各疾患の特性を明らかにした上で治療方針を立てることを推奨している。ガイドラインでは，「把握すべき情報のリスト」（**表5-4**）[6]を挙げている。看護においても，情報リストの大項目はうつ病のみならず，他の障害においても通底する重要情報であり，看護としてその把握が必要である。

　支持的精神療法や心理教育が重要であることは言うまでもないが，その基盤となるのは日々の看護ケアである。支持的精神療法や心理教育を効果的なものにするためには，日々の看護ケアが患者背景や病態に基づき支持的で，心理教育に準じたケアが提供されなければならない。その点においても，トラウマ・インフォームド・ケアが注目されている。

d）副作用

　抗うつ薬は，主作用であるそれぞれのモノアミンの再取り込み阻害の作用の他に，ムスカリン性コリン M_1受容体拮抗作用，ヒスタミン H_1受容体拮抗作用，抗 α_1アドレナリン受容体拮抗作用などを有している。それぞれの副作用は，抗精神病薬に同じである。それぞれの典型的な副作用は，抗ヒスタミン H_1作用は体重増加，眠気，鎮静，抗ムスカリン性コリン M_1作用は口渇，かすみ目，尿閉，便秘，抗 α_1アドレナリン作用は起立性低血圧，めまい，眠気，などである（抗精神病薬の副作用を参照）。それぞれの薬剤の受容体親和性特性に応じて副作用の出方が異なる。

■セロトニン再取り込み阻害作用による副作用

　セロトニン再取り込み阻害作用により，シナプス間隙のセロトニン量が増加し，嘔吐，下痢，不眠，性機能障害などが副作用として出現する。

■ノルアドレナリン再取り込み阻害作用による副作用

　ノルアドレナリン再取り込み阻害作用により，シナプス間隙のノルアドレナリン量が増加し，動悸，尿閉などが副作用として出現する。

■セロトニン症候群 Serotonin Syndrome

　セロトニン作動性の抗うつ薬を服用中に，不安，発熱，震えなどを起こす「セロトニン症候群」が生じることがある。一般に SSRI などのセロトニン作動性の抗うつ薬の大量投与や，多剤併用時に発現することが多いといわれている。症状としては，精神症状（不安，混乱する，イライラする，興奮する，動き回るなど）などの症状に加え，錐体外路症状（手足が勝手に動く，震える。体が固くなるなど），自律神経症状（発汗，発熱，下痢，脈が速くなるなど）が認められる。頻度は少ないが，死に至ることのある重篤副作用であり注意が必要である[1]。

■アクチベーション・シンドローム Activation Syndrome

　賦活症候群，あるいは初期刺激症状とも呼ばれ，中枢神経刺激症状の

総称である。診断基準として確定されたものはまだない。主に SSRI や SNRI の投与初期や増量後，大量投与や多剤併用に伴って出現することが多いといわれている。症状としては，焦燥感や不安感の増大，不眠，パニック発作，アカシジア，敵意・攻撃性・易刺激性・衝動性の亢進，躁・軽躁状態などの中枢神経刺激症状に基づく精神運動不穏が出現する状態である。アクチベーション・シンドロームは自殺関連事象と結びつくことがあり注意が必要である[2]。

e）看護師として理解しておくべきこと

患者は自発的には副作用を申告しないこともある。薬効に先行して副作用が発現すること，薬効は7日から数週間後から発現することを，あらかじめ説明することが重要であり，当事者と共同での有害作用のモニタリングをしていくというスタンスが有効である。

また，看護として患者の生活状況を把握し，患者の抑うつ症状，興味や関心の変化だけではなく，認知や行動の強迫性や硬直性をも評価する。また日常の中で認知行動療法的なケアをすることで，その変化を評価する。このような看護ケアによる医師の適切な処方への支援を積極的に看護として行うことが重要である。

（3）気分安定薬

a）概要

気分安定薬 mood stabilizer とは，躁病・躁状態や双極性障害における気分エピソードの再発・再燃抑制という効果をもつ薬剤とここでは定義しておく。

気分症群における気分高揚・活動性増大・睡眠減少などの躁障害の病態成立には，セロトニンを含めたモノアミン系や視床下部-下垂体-副腎皮質-性腺などのホルモン系の異常，後シナプスドパミン D_2 受容体の感

受性の亢進が関与している可能性が示唆されている。しかし，それらがどのように気分安定化作用に関与するのか詳細は不明である。

b）種類

気分安定薬の代表的な薬剤が炭酸リチウムである。そして，抗てんかん薬であるカルバマゼピン，バルプロ酸ナトリウム，ラモトリギンである。また抗精神病薬であるオランザピンが双極性障害の躁状態・うつ症状の改善，アリピプラゾールが躁状態の改善およびうつ病・うつ状態（既存治療で十分な効果が認められない場合に限る）の改善，クエチアピン徐放製剤が双極性障害におけるうつ症状の改善で適用を受けている。

c）効果

代表的な薬剤である炭酸リチウムは，イオン輸送系において他の陽イオンと置き替わり，細胞内情報伝達系に関与するアデニル酸シクラーゼの抑制，イノシトールリン脂質の代謝阻害，G蛋白への作用など，様々なかたちでモノアミン系神経伝達に関与する。また，抗てんかん薬は，その基本作用として抑制性神経伝達を強めるか，あるいは興奮性神経伝達を抑えることによって神経細胞の興奮を抑制する作用を有している。これらの薬剤は躁病の動物モデルを用いた実験により生じる自発運動亢進や情報処理障害（驚愕反射），認知障害および実行機能障害，等々の抑制作用があることが確認されているが，その作用機序の詳細は不明である。多くの作用が複合的に関連して作用するものと想定されている。

抗精神病薬における気分安定効果は，双極性障害の躁病エピソードで，中脳辺縁系を中心としたドパミン系の後シナプス D_2 受容体感受性の亢進を抑制することや，抗痙攣薬同様にグルタミン酸系を抑制することが想定されている。

d）副作用

炭酸リチウムの治療上有効な血清濃度は，通常，急性期治療では0.8〜

1.2 mEq/L 程度である。維持療法では 0.4〜0.8 mEq/L 程度であり，重症躁病の急性期治療には約 1.4 mEq/L まで用いられることもある。血中濃度が 1.5 mEq/L を超えた時は副作用の発現が予測されるので，臨床症状の観察が必要となる。また，2.0 mEq/L を超えると中毒を起こすことがあるとされている。リチウム中毒の初期症状として食欲低下，嘔気，嘔吐，下痢などの消化器症状，振戦，傾眠，錯乱などの中枢神経症状，運動障害，運動失調などの運動機能症状，発熱，発汗などの全身症状が挙げられる。

　リチウムはナトリウムイオンによって排泄・吸収が誘導されやすいので，利尿剤などによってナトリウム排泄が促進されると，腎におけるリチウムの再吸収が代償的に促進される可能性があるため，血清リチウム濃度が上昇すると考えられる。また脱水などでもリチウムの血清濃度が上昇する。さらに食事や間食などで日常から塩分摂取が多いとリチウムの排泄が誘導される可能性があり注意が必要である。双極性障害の患者では，病期によって食事，嗜好，飲水，それぞれの摂取量などが変化することがあるので，病期による変化を想定しながら食生活の変化の聴取や観察が重要となる。

（4）抗不安薬・催眠鎮静薬
a）ベンゾジアゼピン誘導体およびその類似薬
　情動の形成には大脳辺縁系が密接に関与しており，特に扁桃核，海馬，中核野と視床下部と呼ばれる脳内の領域が情動の発現に大きくかかわっている。これらの領域では，ノルアドレナリン神経系やセロトニン神経系などがお互いに神経経路を形成し，さらにホルモン系も加わり，不安などの情動調節障害の発現に複雑に関与していると考えられている。
　こうした神経回路網の過活動状態を抑制し，不安・緊張・焦燥感など

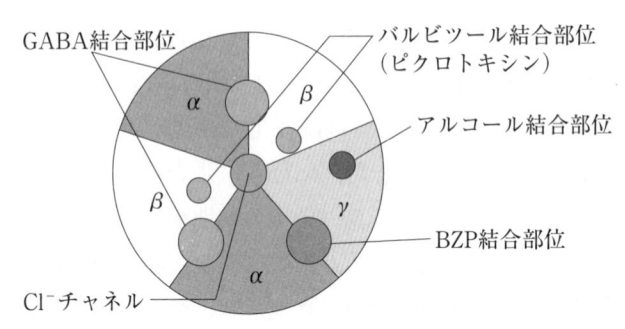

図 5-5　GABA 受容体の構造

を取り除き，症状を緩和するのが，GABA 作動性神経における γ-アミノ酪酸（GABA）の作用である。ベンゾジアゼピン受容体は，生体に備わっている原始的な危険回避機構の内，イオンチャネル型である GABA-A 受容体と複合体を形成している。この GABA の作用を増強する目的で使用されるのがベンゾジアゼピン系薬物である。GABA 受容体の構造を**図 5-5** に示す。

　ベンゾジアゼピン受容体には，主に $\omega1$（$\alpha1$）と $\omega2$（$\alpha2$, $\alpha3$, $\alpha5$）の 2 種類があり，$\omega1$ 受容体は催眠・鎮静作用，抗痙攣作用に，$\omega2$ 受容体は抗不安作用や筋弛緩作用に関与している。ベンゾジアゼピン薬剤のほとんどが $\omega1$ と $\omega2$ を区別せず，どの薬剤もすべての作用をもっているが，薬物による受容体親和特性の相違や用量による作用特性の差などが，総合的な作用の差となっていると考えられる。

　非ベンゾジアゼピン系薬剤は，化学構造上ベンゾジアゼピン系薬物には含まれないが，ω 受容体に結合して効果を発揮する。$\omega1$ に選択性が高く，催眠・鎮静作用をもたらす用量では $\omega2$ への作用はほとんどなく，抗不安作用や筋弛緩作用が弱いことが特徴である。

　効果の時間は主に血中半減期によって決まるが，薬物の代謝産物が催

眠作用を有するものもあり持続時間が長くなる薬物があり，代謝機能が衰える高齢者では注意が必要である。

　ベンゾジアゼピン系抗不安薬はアルコール使用障害の離脱期に使用されることがあるが，これは GABA 受容体の各サブユニットの一つにアルコールの結合部位もあり，ベンゾジアゼピンがアルコール同様の働きをするために離脱が抑えられると考えられているためである。

b）SSRI・SNRI・アザピロン系薬物

　うつ病や不安・恐怖などの発現に関与する大脳辺縁系や視床下部にはセロトニンを分泌する神経終末が多数存在し，その神経活動の亢進が不安症状をもたらすと考えられている。SSRI や SNRI の作用は前述のとおりである。長期投与によりシナプス前自己受容体の感受性低下が抗不安作用に関与していると想定されている。また。そのうちセロトニン自己受容体に作用しセロトニンの遊離を抑制することで抗不安作用を発現するのが，セロトニン 5-HT$_{1A}$受容体作用薬であるアザピロン系薬剤である。近年不安障害に対する第一選択は前述のベンゾジアゼピン系薬物ではなく，SSRI や SNRI などの抗うつ薬となっている。

c）メラトニン受容体作動薬

　メラトニンは視交叉上核にあるメラトニン受容体に作用し，生体の体内時計機構を調節している。ラメルテオンは，メラトニン MT$_1$および MT$_2$受容体に対する親和性を有するメラトニン受容体アゴニストである。その受容体作動作用によりメラトニンとほぼ同じ働きをすることで睡眠覚醒リズムを調整し，睡眠を誘発する。

d）オレキシン受容体拮抗薬

　覚醒/睡眠を調整する神経伝達物質であるオレキシンは，視床下部に局在するニューロンに発現しており，覚醒に関与する神経核に投射し活性化させることで覚醒を維持している。スボレキサントは，2 種のオレ

キシン受容体（OX1R および OX2R）の選択的拮抗薬として可逆的に作用し，オレキシンニューロンの神経支配を受けている覚醒に関与する神経核を抑制することにより睡眠を誘発する。

e）その他の抗不安薬

使用は少なくなっているが，抗ヒスタミン薬がある。抗ヒスタミン作用により視床，視床下部，大脳辺縁系を抑制することで静穏作用を示していると考えられる。

（5）注意欠如・多動症（AD/HD）治療薬

AD/HD は脳内のドパミンやノルアドレナリンの不足，神経伝達の調節異常によって，不注意・多動-衝動性などの症状が現れるとされる。ドパミンあるいはノルアドレナリンの再取り込みを抑えることで，これら神経伝達物質の働きを強めることが期待できる。しかし，AD/HD の治療効果における詳細な作用機序は十分に解明されていない。

メチルフェニデートは，主にドパミンおよびノルアドレナリンの再取り込みを抑えることで，アトモキセチンは主にノルアドレナリンの再取り込みを抑えることで，脳内の神経伝達物質の働きを増強し，AD/HD の症状を改善するとされている。

グアンファシンは，α_{2A}アドレナリン受容体に作用する。脳の前頭前皮質の錐体細胞の後シナプスに存在しノルアドレナリンの受容体であるα_{2A}受容体を刺激することで，シグナル伝達を増強させる作用を現し，AD/HD の症状を改善すると考えられている。

リスデキサンフェタミンは，体内で活性体である d-アンフェタミンへ変換されて作用を現す。d-アンフェタミンは，ノルアドレナリンおよびドパミンの再取り込みにかかわるトランスポーターへの阻害作用，ノルアドレナリンおよびドパミンの遊離作用，ノルアドレナリンなどを分

解するモノアミン酸化酵素 A（MAO-A）の阻害作用を現し，これらの作用により脳内におけるノルアドレナリンおよびドパミンの働きを調節することで AD/HD の症状を善効するとされる。

　この他，非定型抗精神病薬であるリスペリドン，アリピプラゾールが小児期の自閉スペクトラム症に伴う易刺激性に対して使用される。

（6）抗パーキンソン薬

　ドパミン受容体拮抗薬の副作用として問題になるのが錐体外路症状である。パーキンソン様症候群は不随意運動を調節している黒質-線条体ドパミン経路が薬剤によって遮断されることによって，ドパミン神経とアセチルコリン神経の運動機能調節のバランスが障害され，種々の副作用症状が起こると想定されている。

　このため薬原性の錐体外路症状には，主にこのバランスを調節する目的で抗コリン薬が用いられる。抗コリン薬には口渇，排尿障害，便秘などの副作用がある。認知障害や妄想・不安などの中枢性の副作用もある，特に高齢者への使用には注意が必要である。

（7）抗酒薬（嫌酒薬）および飲酒欲求抑制薬・飲酒量低減薬
a）抗酒薬

　ジスルフィラムとシアナミドが認可されている。抗酒薬はアルコール使用障害の治療の一環として使われる。アルコールの中間代謝物質であるアセトアルデヒドの分解を遅らせることで，一般でいう悪酔い（二日酔い）の状態を引き起こす作用がある。飲酒欲求そのものを抑制する訳ではなく，あくまでも補助的なものである。肝機能障害をきたすことがあり，積極的には使用されなくなってきている。

b）飲酒欲求抑制薬・飲酒量低減薬

　飲酒欲求抑制薬であるアカンプロサートカルシウムの作用機序は明確ではない。アカンプロサートカルシウムは，脳内の主要な抑制性神経伝達物質であるγ-アミノ酪酸（GABA）と構造上の類似性を有し，GABA受容体に対する結合活性を有することから，中枢神経系に作用し，アルコール依存で亢進したグルタミン酸作動性神経活動を抑制することで，アルコール依存症患者の飲酒欲求を抑制すると想定されている。

　飲酒量低減薬であるナルメフェンもまた明確な機序は不明である。ナルメフェンはμオピオイド受容体およびδオピオイド受容体に対しては拮抗薬として，κオピオイド受容体に対しては部分的作動薬として作用することにより飲酒量の低減作用を発揮すると考えられている。

5. アドヒアランス

　アドヒアランスとは，治療や服薬に対して患者が積極的にかかわり，その決定に沿った治療を受けること，服薬遵守の訳語である。服薬遵守について，以前は「コンプライアンス（compliance）」の考え方が主流であったが，2001（平成13）年にWHOで「アドヒアランス（adherence）」を推奨すると定められたこともあり，現在では「服薬遵守＝アドヒアランス」という考え方が広まっている。

　「コンプライアンス」は，医師の処方どおりに患者が服薬することを志向する傾向が強かった。「アドヒアランス」は，コンプライアンスの維持・向上のために志向された概念であり，熟練した医療従事者たちが「患者は治療に従順であるべき」という患者像から離脱することを意図した概念ともいえる。

　アドヒアランスの実現に向けては，患者が医師から薬の効果，それに伴う副作用の説明を受け，自分自身で自らの病気と治療法を可能な限り

多側面から理解した上で，医療者と検討し，治療方針を決定する必要がある。実現には，治療に対する患者の理解と納得，患者と医療者の信頼関係の構築が不可欠である。

　同じく服薬遵守の訳語には「コンコーダンス（concordance）」という用語があるが，コンコーダンスはアドヒアランスと比べると，患者の自由意思に重きを置いた自律性と能動性という意味で異なると考えられる。

　これらの考え方の前提になくてはならないことは，当事者へのインフォームド・コンセントがしっかりとなされていることである。服薬のみならず疾患などの説明も当事者が理解できるように説明されていることである。今日的には，それらの説明が医療者からの一方的なものではなく，当事者が理解できるよう合理的配慮がされた説明であることが前提である。

　精神科医療で「拒薬」といわれてきた服薬をしない，もしくは忘れてしまう行動は，精神疾患のみならず慢性疾患で普通に見られる状況である。慢性疾患の多くは，良好な服薬アドヒアランスを維持することが難しいといわれているが，その中でも精神疾患は困難な疾患の一つである。「拒薬」とは，医療者主体の服薬をさせることが前提の言葉であり，患者主体の言葉ではない。当事者には服薬することを忘れたり，飲みたくないと思う理由があるのであり，そこへのアプローチが望まれる。

6.　心理教育

　心理教育は，当事者にストレス緩和や問題解決に役立つ技術・知識・態度（認知）などを体験的に教育しようとするものであり，当事者の家族もその対象となる。当事者と家族，双方への心理教育を組み合わせることによって，その有効性をより高めることができることが明らかに

表5-5　心理教育プログラムの項目（例）

当事者	家族
疾患の理解 生きにくさと生きづらさ（の自覚） 再燃のサイン（の自覚） 対処方法の獲得 薬の理解と上手な利用方法 社会資源の活用	疾患の理解 当事者の生きにくさと生きづらさの理解 上手なかかわり方の理解 薬の理解と上手な利用方法 社会資源の活用

なっている。特に，身近な援助者である家族の状況が重要な因子であることがExpressed Emotion（EE）研究などで明らかにされている。

　本来の心理教育では，対人的な体験・情緒的理解（知識の応用）・知識の実用化といった側面が重視されるが，日本の精神科ではベースとなる情報提供が今まで希薄であったこともあり，疾患理解，薬をはじめとする治療，社会福祉資源などの知識の提供といった要素も重視される。心理教育プログラムについて例を挙げておく（**表5-5**）。

学習の課題

1．精神科における薬物療法の効果と限界について考え，まとめてみよう。
2．向精神薬の作用機序から薬理効果と有害作用についてまとめてみよう。
3．精神科薬物療法における看護の重要性について考え，まとめてみよう。

引用文献・ウェブサイト

1) Kurt Schneider（著），針間博彦（訳）：新版 臨床精神病理学，p 1，文光堂，2007.
2) 日本臨床精神神経薬理学会専門医制度委員会（編）：専門医のための臨床精神神経薬理学テキスト，p 24，星和書店，2021.
3) 前掲書 2)，p 25.
4) Stephen M. Stahl（著），仙波純一，他（監訳）：ストール精神薬理学エセンシャルズ（第 5 版），p 96，メディカル・サイエンス・インターナショナル，2023.
5) オーストラリア治療ガイドライン委員会：向精神薬治療ガイドライン（原著第 4 版改訂増補版），pp 260-268，一般社団法人 医薬ビジランスセンター，2004.
6) 日本うつ病学会　気分障害の治療ガイドライン作成委員会：日本うつ病学会治療ガイドライン，Ⅱ．うつ病（DSM-5)/大うつ病性障害 2016，p 11，日本うつ病学会，2016.
   https://www.secretariat.ne.jp/jsmd/iinkai/katsudou/data/20190724-02.pdf（最終閲覧日：2024 年 2 月 25 日）

参考文献

髙橋三郎，他（監訳）：DSM-5-TR 精神疾患の診断・統計マニュアル，医学書院，2023.

池田　健：ICD-11・DSM-5 準拠 新・臨床家のための精神医学ガイドブック，金剛出版，2022.

Stephen M. Stahl（著），仙波純一，他（翻訳）：ストール精神薬理学エセンシャルズ（第 5 版），メディカル・サイエンス・インターナショナル，2023.

6 | 統合失調症スペクトラム症および他の精神症群の看護

辻脇　邦彦

《**目標＆ポイント**》
(1) 統合失調症の病理，疫学，治療について学ぶ。
(2) 精神症状に対する看護の基礎を学ぶ。
(3) 統合失調症患者への看護を学ぶ。
(4) リカバリーに向けた支援について学ぶ。
《**キーワード**》　統合失調症，精神科診断基準，DSM-5-TR，修正型電気けいれん療法，行動制限

1. 精神症群を定義するカギとなる特徴

　アメリカ精神医学会のDSM-5-TR（精神障害の診断・統計マニュアル）によれば，統合失調症スペクトラム症および他の精神症群に含まれるのは統合失調症，他の精神症，統合失調型パーソナリティ症である。これらは，以下の領域のうち，1つかそれ以上の異常として定義される（**表6-1**[1]）。すなわち，妄想，幻覚，思考（発話の統合不全），運動行動の著しい統合不全または異常（カタトニアを含む），および陰性症状である。

　DSM-5-TR では，DSM-5 からは，統合失調症の下位分類であった妄想型，解体型（破瓜型），緊張型，鑑別不能型，残遺型という，クレペリンからの従来的な病型分類がなくなっている。

表6-1 統合失調症の診断基準

A. 以下のうち2つ（またはそれ以上），おのおのが1カ月間（または治療が成功した際はより短い期間）ほとんど何時も存在する。これらのうち少なくとも1つは (1) か (2) か (3) である。
 (1) 妄想
 (2) 幻覚
 (3) 発話の統合不全（例：頻繁な脱線または滅裂）
 (4) 行動の著しい統合不全，またはカタトニア性の行動
 (5) 陰性症状（すなわち情動表出の減少，意欲低下）
B. 障害の始まり以降の期間の大部分で，仕事，対人関係，自己管理などの面で1つ以上の機能のレベルが病前に獲得していた水準より著しく低下している（または，児童期や青年期の発症の場合に期待される対人的，学業的，職業的水準にまで達しない）。
C. 障害の持続的な徴候が少なくとも6カ月間存在する。この6カ月の期間には，基準Aを満たす各症状（すなわち，活動期の症状）は少なくとも1カ月（または，治療が成功した場合はより短い期間）存在しなければならないが，前駆期または残遺期の症状の存在する期間を含んでもよい。これらの前駆期または残遺期の期間では，障害の徴候は陰性症状のみか，もしくは基準Aにあげられた症状の2つまたはそれ以上が弱められた形（例：奇妙な信念，異常な知覚体験）で表されることがある。
D. 統合失調感情症と「抑うつ症または双極症，精神症性の特徴を伴う」が以下のいずれかの理由で除外されていること。
 (1) 活動期の症状と同時に，抑うつエピソード，躁エピソードが発症していない。
 (2) 活動期の症状中に気分エピソードが発症していた場合，その持続期間の合計は，疾病の活動期および残遺期の持続期間の合計の半分に満たない。
E. その障害は，物質（例：乱用薬物，医薬品）または他の医学的状態の生理学的作用によるものではない。
F. 自閉スペクトラム症や児童期発症のコミュニケーション症の病歴があれば，統合失調症の追加診断は，顕著な幻覚や妄想が，他の統合失調症の診断の必須症状に加え，少なくとも1カ月（または，治療が成功した場合はより短い）存在する場合にのみ与えられる。

（日本精神神経学会（日本語版用語監修），髙橋三郎・大野　裕（監訳）：DSM-5-TR 精神疾患の診断・統計マニュアル，医学書院，2023，pp110〜111 より転載）

（1）妄想

妄想とは，相反する証拠があっても変わることのない固定した信念である。その内容には多様な主題（例：被害，関係，誇大，被愛）が含まれる。

・**被害妄想**：ある人，組織または他の団体から危害を加えられる，嫌がらせをされる，などという信念。

・**関係妄想**：あるしぐさ，言葉，まわりのちょっとしたこと，その他が自分に向けられている，という信念。

・**誇大妄想**：自分が特別な能力，財産，または名声をもっているという信念。

・**被愛妄想**：ある人が自分に恋愛感情をもっているという誤った信念。

この他，否定妄想，身体妄想などがある。また，妄想の内容は明らかにありえないものや，同じ文化に属する人たちに理解不能で，通常の生活体験から起こりえない奇異なもの，一見ありうるかもと思われる奇異とはいえないものまで様々である。心や身体の統制を失ったという妄想では，次のようなものがある。

・**思考奪取**：外部の力によって自分の考えが "抜き取られてしまった" という信念。

・**思考吹入**：自分のものではない考えが心の中に入れられてしまったという信念。

・**作為妄想**：自分の身体や動作が外部の力で動かされたり，操作されたりしているという信念。

（2）幻覚

幻覚は，外的刺激がないにもかかわらず起きる知覚様の体験である。

幻覚は鮮明で，正常な知覚と同等の強さで体験され，意思によって制

御できない。幻覚はどの感覚様態にも生じうるが，統合失調症および関連症群では幻聴が最も多い。

（3）思考（発話）の統合不全

　思考の統合不全（思考形式の障害）は一般にその人の会話から推測される。

・**脱線または連合弛緩**：ある話題から別の話題にそれることがある。

・**接線思考**：質問に対し，関係の少ない，またはまったく関係のない答えをすることがある。

・**滅裂・言葉のサラダ**：発話は著しく統合不全になり，ほとんど理解不能となり。その言語的無秩序は感覚失語に類似することがある。

（4）運動行動の著しい統合不全または異常（カタトニアを含む）

　運動行動の著しい統合不全または異常は，児童のような“愚かな”行動から，予測できない興奮に至るまで多様な形で表れる。問題はあらゆる目標指向的な行動の中で見出され，日常生活の活動を遂行することさえ困難になる。

　カタトニア性の行動とは環境に対する反応の顕著な減少である。すなわち，指示に抵抗する（拒絶症），硬直し不適切なあるいは奇異な姿勢を続ける，発話や体動の反応がまったくなくなる（無言症と昏迷），などである。無目的ではっきりとした理由のない過度な運動活動性（カタトニア性興奮）もここに含まれる。他の特徴として，常同的な行動を繰り返す，一点を見つめる，しかめ面をする，おうむ返しをする，などがある。

（5）陰性症状

　陰性症状は統合失調症の病態のかなりの部分を説明するものである。

しかし，他の精神症ではそれほど顕著ではない。情動表出の減少と意欲低下という2つがある。

・**情動表出の減少**：顔の感情表出，視線を合わせる，発話の抑揚（韻律）などの低下，会話の中で感情を強調するために通常見られるような手や首，顔の動きの減少がある。

・**意欲低下**：自発的な目的に沿った行動が減少することであり，長い時間じっと座ったままであったり，仕事や社会活動への参加に興味を示さなかったりすることがある。

陰性症状にはこの他，思考の貧困，快感喪失，社交性低下がある。

・**思考の貧困**：会話量の減少として表れる。

・**快感喪失**：喜びを体験する能力の低下のことである。統合失調症をもつ人は，その時その時で活動を楽しむことも，またそれを思い出すこともできるが，楽しい活動を行う頻度の減少を示す。

・**社交性低下**：社会的な相互作用に対する関心の明らかな欠如であって，意欲低下に関連していることもあるが，社会的な相互作用の機会が限られていることの表れであることもある。

（6）関連する特徴

統合失調症をもつ人は不適切な感情を表出することがある。不快気分もあり，それが抑うつ，不安，または怒りの形をとることがある。統合失調症における認知の障害には，陳述記憶，作動記憶，言語機能，そして他の遂行機能の減弱ならびに処理速度の低下が含まれる。感覚処理と抑制機能の異常ならびに注意機能減弱も認められる。統合失調症をもつ人の一部では，社会認知機能の障害，すなわち他者の意図を察する能力（心の理論）の障害が見られることもある。

精神症をもつ人の中には自らの障害に対する病識や自覚が欠如してい

ることがある（病態失認）。"病識"の欠如は統合失調症症状に対する自覚の欠如を含み，経過の全期間を通じて持続するかもしれない。疾病への自覚の欠如は，通常，症状への対処方法というよりはそれ自体が統合失調症の症状である。これは，脳損傷による神経学的欠陥への自覚の欠如，すなわち「病態失認」である。この症状は，治療遵守不良について最も一般的な予測因子であり，さらには，高い再発率，自発的意思のない治療の増加，不良な心理社会的機能，攻撃性，そして疾病の不良な経過も予測する。

　敵意と攻撃性が統合失調症に伴うことがあるが，自発的あるいは偶発的な暴力行為は稀である。統合失調症をもつ人の大半は攻撃的ではなく，注目すべきは，逆に高い頻度でいじめや暴力の犠牲者となることである。

　健康被験者群と統合失調症群との間で，多数の脳部位での差異が明らかとなっている。また，細胞構築，白質結合性，前頭前皮質や側頭皮質などの広範囲の脳部位の灰白質体積にも差異が認められている。全脳体積の減少と，加齢に伴う脳体積減少が強まることも報告されている。健康被験者と比較して統合失調症をもつ人では，加齢に伴う脳体積減少がより顕著である。統合失調症の人に多く見られる神経学的微細徴候には，協調運動，感覚統合，および複雑な動きにおける運動系列化の障害，左右の混同，随伴運動の脱抑制が含まれる。

2. 症状の発展と経過

　DSM-5-TR によれば，統合失調症の生涯有病率は約 0.3～0.7％と推定されるが，各国によってばらつきが示されている。様々に異なる統合失調症の定義に基づいた世界規模の調査では，有病率に男女差は認められなかった。

　統合失調症の診断に必須の精神症性病像は，通常は 10 代後半～30 代

半ばの間に出現し，青年期より前に現れることは稀である。初回精神症エピソードが始まる年齢の頂点は，男性では20代前半〜半ば，女性では20代後半である。大多数の人で，臨床的に意味のある様々な徴候や症状，特に，対人的閉じこもり，情動の変化，日常役割機能の低下をもたらす認知の変化が緩徐かつ段階的に現れる。これらのうちの半数の人はうつ症状を呈する。

　予後は罹病期間，および重症度と性別に影響される。男性は，特に精神症発症から治療開始までの期間が長く病前の適応が不良であった場合，女性よりも陰性症状と認知障害が顕著であり，概して機能的転帰も悪い。社会的認知の欠陥は，症状の発展の中でも，また精神症症状の出現に先立っても現れ，成人期には固定化した機能障害の形態をとり，抗精神病薬に抵抗性を示すことがある。

　統合失調症の経過と転帰は多様であり，精神症発症時における予後の予測は一定でない。統合失調症をもつ人のほとんどは精神症症状の増悪を起こしやすい状態が持続し，症状と機能障害に関しては慢性の経過をとることが一般的である。しかし，何回かの寛解の時期やさらには完全回復を経験する者も多い。晩年には精神症体験は減少する傾向がある。

　精神症に加えて，認知機能障害と陰性症状の病態が統合失調症の中核的特徴である。認知は，症状の発展の中で完全な精神症に至る前の発現期の間に低下する傾向があり，長期的には比較的一定である。陰性症状も，症状の発展中に存在する場合，長期にわたって比較的一定した傾向がある。精神症発症後に始まる陰性症状はより多様で，二次的な原因を反映していることもある。統合失調症の診断には慢性の度合いが要求されるが，経過が長期であることは，多くの人に精神保健的管理と生活支援が必要であることになる。統合失調症は基本的に進行性の神経変性疾患ではないが，生活上の困難，生活様式の変化，持続性の症状のため，

より重症の慢性例では進行性の機能不全に陥る可能性がある。

3. 統合失調症の治療

近年，統合失調症治療の目標はリカバリー（回復）とされる。リカバリーには当事者自身の主観的なリカバリーと客観的なリカバリーがある。それらの定義や評価方法には議論があるが，程度に差はあるが症候学的寛解である臨床的回復を維持し，再発を予防し，身体的な健康を維持しながら，機能的回復と個人的回復に至るプロセスを支援していくことが重要であると考えられる。

統合失調症の治療目標であるリカバリーを目指すためには，当事者を中心にして家族，支援者，医療者をはじめとした多職種が協力して，生物学的治療・心理社会的治療を幅広く取り入れる包括的な治療が有用であり，不可欠である。医療者は家族や支援者と協力して患者の生活の状態を把握し，支えていくことが求められる。

生物学的治療は，薬物治療と修正型電気けいれん療法が中心である。薬物治療は，抗精神病薬が基本である。抗精神病薬の主たる薬理作用は，ドパミン D_2 受容体を介した神経伝達を調整することである。最適な治療効果を得るためには，抗精神病薬を単剤で至適用量を使用するという原則が守られるべきである。治療抵抗性の統合失調症には，クロザピンが検討される。

精神科薬物療法は脳神経系の不適切な反応に対する治療である。リスペリドン，オランザピン，クエチアビン，アセナピン，ペロスピロン，ブロナンセリン，パリペリドン，ルラシドン，アリピプラゾール，ブレクスピプラゾールなどの非定型抗精神病薬が第一選択薬として選択される。定型抗精神病薬よりも少ない副作用でより広い範囲の症状の改善が得られることがわかっている。

　心理的治療あるいは精神療法では，心理教育，認知行動療法（cognitive behavioral therapy：CBT），認知矯正療法（cognitive remediation therapy：CRT），統合失調症／精神症の認知行動療法（CBT for psychosis：CBTp），リカバリーを目指す認知療法（recovery-oriented cognitive therapy：CT-R），社会生活スキルトレーニング（social skills training：SST）のように十分な訓練を積んだ者が施す特殊精神療法のみならず，これらの基盤となる要素を取り入れた，日常における支援の基本的な姿勢や態度も重要な心理的治療である。さらに，統合失調症の認知機能障害を対象に開発された認知矯正療法である，neuropsychological educational approach to cognitive remediation：NEAR）がある。

　社会的治療は，全身に働きかけ，心身の相互作用を通じて心の状態を整えるものである。生活リズムを整えることが基本となり，入院治療の重要な役割はここにある。さらに退院後も生活を整え，社会生活へつなげていくために，精神科リハビリテーションとして，精神科デイケア・ナイトケア，作業所，就労移行支援事業所，就労継続支援事業所（A・B型）などがある。また，包括型地域生活支援プログラム（assertive community treatment：ACT），訪問看護のような医療だけでなく，相談支援事業や就労系障害福祉サービス，グループホームやハローワーク，保健所，家族会や当事者会を通じたピアサポートや家族支援など，福祉領域を含む広範な社会資源を利用して包括的な支援が行われる。地域で生活し続けるための就学や就業を視野に入れた取り組みが望まれる。

4. 統合失調症の看護

　精神疾患に対するケアは，医学的側面や心理社会的側面を含む幅広い面から構成され，患者，家族，ケア提供者のすべてが可能な限り自律的に参加することが望ましい。ケアの内容は，トラウマやトラウマ的体験，

ストレス要因や素因，対処方法，当事者にとっての意義に基づいて計画する必要がある。統合失調症ケアの目標もまた，リカバリー（回復）とされる。看護が目指すリカバリーとは，一貫して当事者の主観的体験としてのリカバリーである。リカバリーのプロセスは，当事者が望むこと，希望，夢の実現に向けて進められるものである。看護として当事者が自らの体験を語ることのできるようにアプローチし，当事者がそれを言葉にし，語られ，対話することから始まる。

　統合失調症を有する人々にとって困難となる問題は，認知，感情，行動，社会性の面からアセスメントすることができ，看護計画の改善に活用できる。精神医学的病理は，はっきりとした境界をもって一つひとつ確実に区別できるわけではない。そして，診断基準は精神医学的枠組みを示すが，ケアの方向性を示すものではない。病める人間とは何か，病める人間とこころの関係をどのように考えるかという根本的な解決にはならない。したがって，トラウマ・インフォームド・ケア（trauma informed care：TIC）やパワー・脅威・意味のフレームワーク（power threat meaning framework：PTMF），リカバリーを目指す認知療法（CT-R），オープンダイアローグ（Open Dialogue：OD），べてるの家の「当事者研究」など，当事者の身体的・心理的安心安全感を基盤としたリカバリーに向けたケアの構築が望まれる。

　看護計画の立案にとって重要なのは，患者本人の身体的・心理的回復を尊重し，治療計画全体への主体的参加を推進するような，医学的側面と患者をアドボケートするリカバリーに向けた側面の両側面からの計画を策定することである。また，入院時から，退院後の地域生活を視野に入れた計画を策定することである。いうならば「問題解決型支援」と「伴奏型支援」の両方の考え方をフレキシブルに活用する「ハイブリット型支援」が望まれる。

PTMF について，若干の解説を加えておく。当事者の示す状態像や反応，問題行動といわれるものは，実は疾患ではなく，脅威に対する反応である可能性があるとの考えである。何らかのパワー（Power）が働いて，そのマイナスの影響が当事者に脅威（Threat）となり得ているのではないか。しかし，それがどの程度の脅威となるのか，あるいはそもそも脅威になりうるかどうかは，その当事者がそれをどのように捉えるのかという意味（Meaning）によって異なっていると考えられるのである。

（1）危機状態・急性期

精神症状が悪化しやすい時期なので，身体，行動，心理の継続的な観察が必要である。早期に積極的な介入をする方が，その後のリカバリーも良くなる傾向がある。この時期には，看護師は患者の安全や安寧のためのケアをしながら，精神神経的な反応がより適応的なものになる過程を，安心安全感を感じられる実在的存在となり見守ることである。また，必要に応じて医師の指示により行動制限を行うことがある。

a）患者の安全

危機状態や急性期で最も注意すべき点が，自傷，自殺企図の予防という，患者の安全である。物理的に危険物を排除することも重要ではあるが，重要なのは患者にとっての安全な心理的環境に配慮することである。この時期には，患者の行動を継続的に観察し，看護師が患者とかかわる時には，一つひとつの行動の理由や患者が感じるであろう感覚を慎重に説明することである。この時期は，患者は突発的に自傷行為を行うことがあるが，それは幻聴や幻覚，妄想によるものであったり，思考障害によるものであったりする。急性期の患者の多くは，自分を援助してくれる人を，自分を傷つけようとしている人であると思い込んでしまったりすることがある。患者の安全という観点で重要なかかわりは，患者の感

情や思いとなって表れる基本的ニーズへの反応に対して，トラウマ・イ
ンフォームド・ケアやケアリングの視点で，可能な限り適切な態度でか
かわりをもつという点である。患者に，不安，孤独感，自己卑下，脅か
されている感覚，医療者に自由が奪われている感覚がある場合には，誠
意をもって聞き取り，それらの感情や思いが小さくなるように働きかけ
る必要がある。患者の不安を和らげ安全を感じてもらうことで，自傷他
害の発生も防ぐことにつながる。

b）妄想への対応

　患者自身の妄想への対処方法には，様々なものがある。妄想と共に生
きていくように，自分の妄想について理解しようとする人もいれば，自
分に困難をもたらす症状の存在を否定する人もいる。また，妄想が発生
した時に妄想に上手く対処できるように，症状について学ぶ人もいる。
妄想を有する患者と円滑なコミュニケーションをとるためには，信頼関
係の確立が必要である。妄想が生じている時には，認知障害により言語
によるかかわりは難しくなる傾向があり，信頼関係の確立には非言語の
コミュニケーションが重要となる。

　患者に妄想が見られる時，周囲の環境のちょっとしたことが患者には
刺激となりうる。看護師が患者とかかわる時には，穏やかに共感的に，
視線を合わせながらかかわることが望ましい。患者の経験談によると，
急性期の患者は他人の言葉が「一言ひとことが刺さるように感じ」たり，
「他人が自分の味方か敵かがわかる」という。明快で，直接的で，単純な
言い方で患者と接することが，妄想のある場合に有効なことがある。「な
ぜ」「どうして」といった，問い詰めるような感覚を与える言葉ではなく，
「何が起きているのか」「どんなことが思い起こされるのか」「どんな気持
ちになるのか」といった感情や情動への介入が有効である。

　統合失調症患者は，拒否感情に対してとても鋭敏である。もし，看護

師と接する時に不安を感じたり，避けられていると感じると，患者は自分のことを不適格な人間だと思い，希望を失ってしまうだろう。医療者に拒否されていると感じて，怒りの感情が生じる患者もいるだろう。一方で，看護師が患者の妄想内容に安易に賛成したり，一緒に妄想を感じようとしたりすると，患者は妄想についてどう考えていいのかわからずに混乱してしまう。看護師は，患者の妄想内容を言葉で細かく説明しようとすることは避けるべきである。妄想の内容を集約して言葉で表現するのは不可能だし，妄想に隠された内容があったり妄想によって呼び起こされる感情があったり，患者本人しか理解しえないことがあまりにも多いからである。病気や症状の存在に対する気づき（病識）が獲得されたら，患者は妄想と現実世界での経験とを区別して解決できるようになる。しかし看護師は，妄想の影響は大きいことや，患者にとってはなかなか妄想と現実の区別がつきにくいということを忘れてはならない。

　看護師も患者の妄想で混乱するのは，当たり前のことである。看護師は，安易に妄想の内容を決めつけず，慎重にアセスメントする必要がある。アセスメントの際には，妄想が生じるきっかけとなった環境についても考慮する必要がある。看護師は患者の妄想に巻き込まれないようにする必要があるが，患者にとっての重要他者は妄想世界にも登場することがあるので，そのような場合は妄想に巻き込まれないようにするのは困難であり，対応するスタッフを考慮することもある。

　妄想への対応計画を立案する際には，医療チーム全体で共有し，かかわりを統一する必要がある。ケアが統一されなければ患者が混乱し，患者が現実感を取り戻すことが難しくなることもある。

c）幻覚への対処

　幻覚の70％は幻聴で，20％は幻視，残り10％は味覚や嗅覚，触覚，運動感覚の異常知覚である。幻覚への対応で看護師が有効に行えるのは，

その患者に生じている幻覚の特徴を理解し，不安度をアセスメントすることである。

　幻覚のある患者への看護の目標は，患者自身の症状への気づきを促して，現実世界と症状とを区別して理解できるようにすることである。そのためには患者とのコミュニケーションの促進がかかわりの第一歩となるが，患者は幻覚によって，自分が避けられているとか，笑われているとか，疎まれていると感じやすいため，かかわる時には慎重さが必要である。

　幻覚症状のためにコミュニケーションがとりにくい場合には，幻覚の内容について知ることでコミュニケーションのとりやすさが改善することが多い。観察と傾聴が，幻覚のある患者への対応の鍵となることがあるからである。

　幻覚は，その本人にとっては現実的な出来事であり，ちょうど，夢を見ている間は夢が現実の出来事だと思っているのと同様である。そのため，幻覚を経験している人は，どの経験が現実で，どの経験が幻覚なのかをなかなか判断できない。この現実感のなさは日常生活の困難さを引き起こすので，幻覚は解決すべき問題である。幻覚について患者が語っている時こそ，看護の絶好のタイミングである。看護師は患者と幻覚について話し合い，症状や病気の観察をすることができる。この時，患者が不快感なく看護師と幻覚や症状について話せるように心がける必要がある。

　統合失調症患者はよく，自分の考えはおかしいという反応を周囲の人から受けてしまっていて，自分が経験したことは誰にも話さないでおこう，という考えをもっていることが多い。そのため，患者が自分の幻覚のことを話してもいいと思えるようになるためには，自分自身が受け入れられていると感じ，話しても関係が悪化しないという確信を得ること，

患者の主観的な安心安全感が重要となる。また，幻覚について話をする時には，強制的ではない，相手に対する誠実な関心と相談の気もちが雰囲気として醸し出されていることが必要である。

　幻覚を経験したことがない人にとって，幻覚が生じてどうしようもない状態を理解することは極めて難しい。この現象は，脳の機能不全による不随意な神経活動であると理解し，患者本人の意思とは異なる反応だと解釈するべきである。周囲の人やその人が幻覚を無視すると，かえって幻覚によって妄想や場にそぐわない考えが浮かんできて脳内を占めてしまい，ますます患者自身が混乱する可能性が高くなる。

　患者に信頼できる医療者がなく，現実感をもてずに孤独になっていくと，幻覚症状で他の援助者や環境まで信頼できず，治療環境が構築できなくなってしまうことがある。患者を孤独な状態に隔離することは再トラウマとなり混乱を招くので，著しい他害がない限り，隔離するかかわりは推奨されない。現実見当識を高めるためにも，幻覚について話し合うことは必要不可欠なかかわりである。幻覚が生じている時に正しく話すことも効果的なかかわりである。その際には，正直で誠実に，隠し事をしない姿勢で臨むことが必要である。

（2）維持・継続期

　維持・継続期の看護で最も有効な目標は，患者の主観的体験としてのリカバリーについて対話し，患者が望むこと（希望・夢・してみたいこと・なりたい自分）について対話することである。その際には「ストレングスマッピングシート」（**図6-1**）[2]が役に立つだろう。またそれに向けて，患者が再発の徴候となる症状を発見すること，症状を自覚し，対処方法を患者が選択すること（患者教育）である。患者教育については，可能ならば家族や同居者に対しても教育を実施することが望ましい。ま

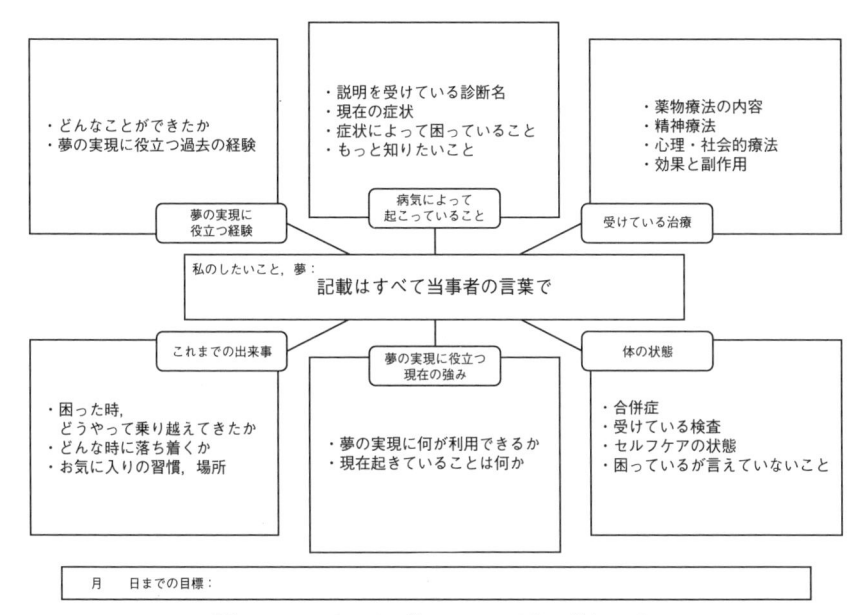

図6-1　ストレングス・マッピングシート

(萱間真美：リカバリー・退院支援・地域連携のためのストレングスモデル実践活用術，医学書院，2016 より転載)

た，患者と家族に対して，再発時の一般的な過程について情報提供しておくことも必要である。

学習の課題

1．統合失調症の診断基準について考え，まとめてみよう。
2．統合失調症における看護とリカバリーに向けた課題をまとめてみよう。
3．統合失調症におけるトラウマ・インフォームド・ケアの課題をまと

110

めてみよう。

引用文献

1) 髙橋三郎, 他（監訳）：DSM-5-TR 精神疾患の診断・統計マニュアル, pp 110〜111, 医学書院, 2023.
2) 萱間真美：リカバリー・退院支援・地域連携のためのストレングスモデル実践活用術, 医学書院, 2016.

7 | 気分症群（双極症および関連症群
および抑うつ症群）の看護

辻脇　邦彦

《**目標＆ポイント**》
(1) 双極症・抑うつ症の病理，疫学，治療について学ぶ。
(2) 各精神症状に対する看護の基礎を学ぶ。
(3) 気分症群の患者への看護を学ぶ。
(4) 気分症群の心理教育と支援について学ぶ。
《**キーワード**》　双極症，抑うつ症，修正型電気けいれん療法，自殺，自殺念慮，心理教育，認知行動療法

1. 双極症および関連症群

　双極症および関連症群（Bipolar and Related Disorders）は，アメリカ精神医学会の DSM-5-TR（精神障害の診断・統計マニュアル）において，統合失調スペクトラム症および他の精神症群の章と抑うつ症群の章の間に置かれており，このことは，その症候論，家族歴，そして遺伝学的・生物学的な観点から，これら 2 つの診断単位の橋渡しをするという位置付けにあるという理解に基づく処置と考えられる。ICD-11（世界保健機関による国際疾病分類の第 11 回改訂版）においても「気分症群〈気分障害〉」という大分類を残しつつ，ICD-10 で「F3 気分（感情）障害」に含まれていた双極性感情障害とうつ病性障害が，双極症または関連症群と抑うつ症群のそれぞれ 2 つの独立した項目として再編が成されている。
　双極症および関連症群に含まれる診断名には，双極症Ⅰ型，双極症Ⅱ

表7-1　双極症 I 型，双極症 II 型の診断基準

双極症 I 型

双極症 I 型と診断するためには，躁エピソードについて以下の基準に該当することが必要である。躁エピソードや抑うつエピソードが先行したり，後に続いたりしていることがある。

A．少なくとも1つ以上の躁エピソード（下記「躁エピソード」A〜D）に該当すること。

B．少なくとも1回の躁エピソードが統合失調感情症によってうまく説明されない。なおかつその躁エピソードは，統合失調症，統合失調様症，妄想症，または統合失調スペクトラム症および「他の精神症，他の特定される」または「他の精神症，特定不能」に重畳したものではない。

双極症 II 型

双極性 II 型の診断のためには，現在または過去の軽躁エピソードの以下の基準を満たし，および，現在または過去の抑うつエピソードの以下の基準を満たすことが必要である。

A．少なくとも1つの軽躁エピソードが，診断基準（「軽躁エピソード」の項，基準 A〜F）に該当し，加えて，少なくとも1つの抑うつエピソードが診断基準（「抑うつエピソード」の項，基準 A〜C）に該当したことがある。

B．過去，躁エピソードがない。

C．軽躁エピソードと抑うつエピソードの発症が，統合失調感情症，統合失調症，統合失調様症，妄想症にまたは，「統合失調スペクトラム症及び他の精神症，他の特定される」または「統合失調スペクトラム症及び他の精神症，特定不能」ではうまく説明されない。

D．抑うつの症状，または，抑うつと軽躁を頻繁に交代することで生じる予測不能性が，臨床的に意味のある苦痛，または社会的，職業的，または他の重要な領域における機能の障害を引き起こしている。

躁エピソード

A．気分が異常かつ持続的に高揚し開放的または易怒的となる。加えて，異常にかつ持続的に亢進した活動または活力がある。このような普段とは異なる期間が少なくとも1週間，ほぼ毎日，1日の大半において持続する（入院治療が必要な場合はいかなる期間でもよい）。

B．気分の混乱と活動または活力が亢進した期間中，以下の症状のうち3つ（またはそれ以上）（気分が易怒性のみの場合は4つ）が有意の差をもつほどに示され，普段の行動とは明らかに異なった変化を象徴している。

　(1) 自尊心の肥大，または誇大

　(2) 睡眠欲求の減少（例：3時間眠っただけで十分な休息がとれたと感じる）

　(3) 普段より多弁であるか，しゃべり続けようとする切迫感

　(4) 観念奔逸，または思考が疾駆しているといった主観的な体験

表7-1　つづき

(5) 注意転導性（すなわち，注意があまりにも容易に，重要でないまたは関係のない外的刺激によって他に転じる）が報告される。または観察される

(6) 目標指向性の活動（社会的，職場または学校内，性的のいずれか）の増加，または精神運動興奮（すなわち，無意味な非目標指向性の活動）

(7) 困った結果につながる可能性が高い活動に熱中すること（例：制御のきかない買いあさり，性的無分別，またはばかげた事業への投資などに専念すること）

C. この気分の混乱は，社会的または職業的機能に著しい障害を引き起こしている，あるいは自分自身または他人に害を及ぼすことを防ぐため入院が必要であるほど重篤である，または精神症性の特徴を伴う。

D. 本エピソードは，物質（例：乱用薬物，医薬品，または他の治療）の生理学的作用，または他の医学的状態によるものではない。

注：抗うつ治療（例：医薬品，電気けいれん療法）の間に生じた完全な躁エピソードが，それらの治療により生じる生理学的作用を超えて十分な症候群に達してそれが続く場合は，躁エピソード，つまり双極症Ⅰ型の診断とするのがふさわしいとする証拠が存在する。

注：基準A～Dが躁エピソードを構成する，少なくとも生涯に一度の躁エピソードがみられることが，双極症Ⅰ型の診断には必要である。

軽躁エピソード

A. 気分が異常かつ持続的に高揚し，開放的または易怒的となる。加えて，異常にかつ持続的に亢進した活動または活力のある，普段とは異なる期間が，少なくとも4日間，ほぼ毎日に1日の大半において持続する。

B. 気分の混乱と活力および活動が亢進した期間中，以下の症状のうち3つ（またはそれ以上）（気分が易怒性のみの場合は4つ）が持続しており，普段の行動とは明らかに異なった変化を示しており，それらは有意の差をもつほどに示されている。

(1) 自尊心の肥大，または誇大

(2) 睡眠欲求の減少（例：3時間眠っただけで十分な休息がとれたと感じる）

(3) 普段より多弁であるか，しゃべり続けようとする切迫感

(4) 観念奔逸，または思考が疾駆しているといった主観的な体験

(5) 注意転導性（すなわち，注意があまりにも容易に，重要でないまたは関係のない外的刺激によって他に転じる）が報告される，または観察される。

(6) 目標指向性の活動（社会的，職場または学校内，性的のいずれか）の増加，または精神運動興奮

(7) 困った結果につながる可能性か高い活動に熱中すること（例：制御のきかない買いあさり，性的無分別，またはばかげた事業への投資などに専念すること）

114

表7-1 つづき

C．本エピソード中は，症状のないときのその人固有のものではないような，疑う余地のない機能の変化と関連する。
D．気分の混乱や機能の変化は，他者から観察可能である。
E．本エピソードは，社会的または職業的機能に著しい障害を引き起こしたり，または入院を必要とするほど重篤ではない。もし精神症性の特徴を伴えば，定義上，そのエピソードは躁エピソードとなる。
F．本エピソードは，物質（例：乱用薬物，医薬品，あるいは他の治療）または他の医学的状態の生理学的作用によるものではない。

注：抗うつ治療（例：医薬品，電気けいれん療法）の間に生じた完全な軽躁エピソードが，それらの治療により生じる生理学的作用を超えて十分な症候群に達して，それが続く場合は，軽躁エピソードと診断するのがふさわしいとする証拠が存在する。しかしながら，1つまたは2つの症状（特に，抗うつ薬使用後の，易怒性，いらいら，または焦燥）だけでは軽躁エピソードとするには不十分であり，双極性の素因を示唆するには不十分であるという点に注意を払う必要がある。
注：基準A～Fにより軽躁エピソードが構成される。軽躁エピソードは双極症I型ではよくみられるが，双極症I型の診断には必ずしも必須ではない。

抑うつエピソード
A．以下の症状のうち5つ（またはそれ以上）が同じ2週間の間に存在し，病前の機能からの変化を起こしている。これらの症状のうち少なくとも1つは，(1)抑うつ気分，または(2)興味または喜びの喪失である。
注：明らかに他の医学的状態に起因する症状は含まない。
　(1) その人自身の言葉（例：悲しみ，空虚感，または絶望感を感じる）か，他者の観察（例：涙を流しているように見える）によって示される，ほとんど1日中，ほとんど毎日の抑うつ気分（注：児童や青年では易怒的な気分もありうる）
　(2) ほとんど1日中，ほとんど毎日の，すべて，またはほとんどすべての活動における興味または喜びの著しい減退（その人の説明，または他者の観察によって示される）
　(3) 食事療法をしていないのに，有意の体重減少，または体重増加（例：1ヵ月で体重の5%以上の変化），またはほとんど毎日の食欲の減退または増加（注：児童の場合，期待される体重増加がみられないことも考慮せよ）
　(4) ほとんど毎日の不眠または過眠
　(5) ほとんど毎日の精神運動興奮または制止（他者によって観察可能で，ただ単に落ち着きがないとか，のろくなったという主観的感覚ではないもの）
　(6) ほとんど毎日の疲労感，または気力の減退
　(7) ほとんど毎日の無価値感，または過剰であるか不適切な罪責感（妄想的であることもある。単に自分をとがめること，または病気になったことに対する罪悪感ではない）

表 7-1　つづき

（8）思考力や集中力の減退，または決断困難がほとんど毎日認められる（その人自身の言葉による，または他者によって観察される）
（9）死についての反復思考（死の恐怖だけではない）。特別な計画はないが反復的な自殺念慮，はっきりとした自殺計画，または自殺企図
B．その症状は，臨床的に意味のある苦痛，または社会的，職業的，または他の重要な領域における機能の障害を引き起こしている。
C．そのエピソードは物質の生理学的作用，または他の医学的状態によるものではない。
注：診断基準 A〜C により抑うつエピソードが構成される。抑うつエピソードは双極症 I 型でしばしばみられるが，双極症 I 型の診断には必ずしも必須ではない。
注：重大な喪失（例：親しい者との死別，経済的破綻，災害による損失，重篤な医学的状態・障害）への反応は，基準 A に記載したような強い悲しみ，喪失の反芻に不眠，食欲不振，体重減少を含むことがあり，抑うつエピソードに類似している場合がある。これらの症状は，喪失に際し生じることは理解可能で，適切なものであるがもしれないが，重大な喪失に対する正常な反応に加えて，抑うつエピソードの存在も入念に検討するべきである。その決定には，喪失についてどのように苦痛を表現するかという点に関して，各個人の生活史や文化的規範に基づいて，臨床的な判断を実行することが不可欠である。

（日本精神神経学会（日本語版用語監修），髙橋三郎・大野　裕（監訳）：DSM-5-TR 精神疾患の診断・統計マニュアル，医学書院，2023，pp135〜139，146-148 より一部改変して転載，表内の下線は筆者が挿入）

　型，気分循環症，物質・医薬品誘発性双極症及び関連症，他の医学的状態による双極症及び関連症群，双極症及び関連症，他の特定される，双極症及び関連症，特定不能がある。ここでは双極症 I 型，双極症 II 型，気分循環症について概説する（**表 7-1**[1]）。

　双極症 I 型では，十分に症状が揃った躁エピソードを経験した人の内，圧倒的多数は，生涯を経過する間に複数の抑うつエピソードも経験する。双極症 II 型は，生涯に少なくとも一度の抑うつエピソードと，少なくとも一度の軽躁エピソードを必要とするが，躁エピソードの既往はない。躁エピソードと軽躁エピソードの判断は，気分の高揚だけでなく行動の

過剰な増加も必要条件である。躁病エピソードが生活上の著明な機能障害を伴うのに対し，軽躁病エピソードではそれが認められないことで区別される。双極症Ⅱ型は双極症Ⅰ型より"軽症の"病態とは考えられていない。これは双極症Ⅱ型をもつ人が経験する抑うつや気分の不安定性がしばしば仕事と社会機能で深刻な障害を伴うためである。

双極症Ⅰ型，双極症Ⅱ型の判断は，躁・軽躁エピソード，抑うつエピソードの各症候が現在存在しているか，あるいは過去に存在したことをまず確認し，それらの組み合わせによって診断される。

気分循環症の診断は，成人では少なくとも2年間（児童の場合は少なくとも1年間）軽躁と抑うつの期間を経験するが，躁，軽躁，または抑うつエピソードの診断基準を満たしたことがない場合である。

（1）関連する特徴

双極症Ⅰ型の特徴は，気分エピソード（躁，抑うつ，軽躁）を繰り返す臨床経過である。躁エピソード中，患者は，しばしば自分が病気であること，治療が必要であることを認めず，治療を受けることを拒否する傾向がある。

服装，化粧，身なりが，性的に挑発的でけばけばしいスタイルに変わること，嗅覚，聴覚，視覚が敏感になること，賭け事や反社会的行動が躁エピソードに伴うことがある。気分は，怒りまたは抑うつへと急速に移行することがあり，他人に敵意を抱き，身体的に他者への脅迫を行うこともあり，妄想的な場合には，身体的な暴力に及んだり，自殺を企図したりすることもある。躁エピソードの破滅的な結果（例：強制入院，法に触れる問題，深刻な経済的困難）は，しばしば判断の悪さや病識の欠如，過活動からもたらされる。典型的には，躁・軽躁と抑うつは別の期間に認められるが，それぞれエピソードが併存する場合があり「混合

性（状態）」と呼ばれる。混合性の特徴は，より悪い転帰と自殺企図の増加，治療反応性の低さと関連している。

双極症 I 型は QOL や幸福感の著しい低下とも関連している。診断に関連する性格の傾向の特徴として，発揚性，抑うつ性，周期性，不安性，興奮性といった諸々の気質，睡眠および概日リズムの障害，報酬への敏感さ，創造性の亢進などが含まれる。第一度親族に双極症患者がいることで，双極症 I 型の発症リスクは約 10 倍に増加する。

双極症 II 型の一般的な特徴は衝動性であり，これは自殺企図や物質使用症の一因となりうる。双極症 II 型をもつ人の中には軽躁の時に創造性が上がっている人がいる。しかしその関連は直線的な関係にはない。軽躁エピソード中にその人が創造性の高まりの来ることに固執すると，治療を求めるかまたは治療遵守を損なうかという両面価値を招くことがある。

（2）症状の発展と経過

双極症の遺伝率は 70〜90％である。双極症 I 型の 12 か月有病率はアメリカで 1.5％であり，男性（1.6％）と女性（1.5％）の間で差はなかった。DSM-IV の双極症 I 型の 12 か月有病率は，11 か国を比較して 0.0〜0.6％であり，有病率が低い（0.01％）。生涯有病率の男女比は約 1.1：1 である。双極症 II 型の 12 か月有病率はアメリカで 0.8％であり，国際的には 0.3％である。DSM-IV の双極症 I 型，双極症 II 型，他の双極症，特定不能を合わせた有病率は，アメリカで 1.8％である。

日本での双極症の有病率は諸外国と比較して低く，生涯有病率は 0.1〜0.4％程度と推定され，好発年齢はおおよそ 10 代後半〜20 代前半と考えられている。

双極症 I 型の発症年齢の頂点は，20 歳から 30 歳である。発症は生涯

を通じて起こる。国際的な 6 か所での比較では，DSM-Ⅳ-TR による双極症Ⅰ型の発症年齢の中央値は 24.3 歳であった。発症は人生のすべての年代で起こり，初発が 60 代あるいは 70 代ということもある。中年期後半または老年に躁症状が発症した場合は，すぐに脳の医学的状態や物質の摂取または離脱を考慮するべきである。

　単一の躁エピソードを経験した人の 90％以上で，気分エピソードが再発する。約 60％の躁エピソードは，抑うつエピソードの直前に認められる。1 年以内に多数（4 回以上）の気分エピソード（抑うつ，躁，または軽躁）をもつ双極症Ⅰ型には，「急速交代型」の特定用語が付されるが，これは，より悪い転帰と関連し，よく見られる一型である。双極症と診断された人の約半数は優勢な極性（再発か抑うつか躁かのどちらかの傾向）を示す。双極症Ⅰ型の国際調査の一つによると，躁優勢が 31.3％，うつ優勢が 21.4％，優勢な極性がないのが 47.3％となっている。

　双極症Ⅱ型の発症時の平均年齢は 20 代半ばである。青年期後期と成人期全体を通して発病しうる。発症年齢は，双極症Ⅰ型とⅡ型を確実に区別するものではない。この病気は，ほとんどの場合抑うつエピソードで始まり，軽躁エピソードが起こるまでは双極症Ⅱ型とは認識されない。当初の診断がうつ病であった人の約 12％がこうなる。不安症，物質使用症，または摂食症がこの診断に先行する場合もあり，この病気の検出を複雑にする。多くの人たちが，最初の軽躁エピソードを認める前に，抑うつエピソードを数回経験する。発症から双極症の診断まで 10 年以上の時間差があるのが典型的である。

　双極症Ⅱ型は非常に再発しやすい疾患であり，初回エピソードの 1 年以内に 50％以上の人が新しい別のエピソードを経験する。また，双極症Ⅱ型の人たちは，双極症Ⅰ型の人たちと比較して，気分の季節による変動がより大きい。

　軽躁エピソードは双極症 II 型を定義する特徴であるが，抑うつエピソードの方がより長く続き，時間とともに機能障害をもたらす。抑うつが優勢であったとしても，いったん軽躁エピソードが生じれば診断は双極症 II 型となり，うつ病に戻ることはない。双極症 II 型をもつ人の約 5〜15％では，最終的には躁エピソードが起きるので，その場合，診断は，その後の経過にかかわらず，双極症 I 型に変更される。

　双極症 II 型をもつ人の約 5〜15％が，複数回（4 回以上）の気分エピソード（軽躁または抑うつエピソード）を過去 12 か月以内に経験している。この形が存在すれば，「急速交代型」という特定用語を用いて示す。急速交代型は女性に多く，双極症の全般的悪化を反映することがある。

（3）双極症の治療

　治療は，前提として患者・家族との双方向的なやりとりを通じて合意形成を図る「共同意思決定（shared decision making：SDM）」を基本とする。医療者は患者・家族と共に，治療のゴールや治療の好み，治療をめぐる責任について話し合い，一緒に適切な治療方針を見つけ出すことが望ましい。

a）薬物療法

　双極症の治療においては薬物療法が基本的に必要となる。『日本うつ病学会診療ガイドライン双極性障害（双極症）2023』によれば，はじめに，気分安定薬と抗精神病薬の併用療法，抗精神病薬単剤療法，気分安定薬単剤療法のいずれかを選択する[2]。

　第一選択として，気分安定薬はバルプロ酸あるいはリチウム，抗精神病薬はアリピプラゾール，クエチアピン（適用外），リスペリドン（適用外），アセナピン（適用外），パリペリドン（適用外）のいずれかの組み合わせが提案されている。

双極症の抑うつエピソードの標準的治療として，第2世代抗精神病薬（クエチアピン［普通錠は適用外］，ルラシドン，オランザピン）および/または気分安定薬（リチウム［適用外］，ラモトリギン［適用外］）が提案されている。基本，抗うつ薬は選択されない。

b）生物心理社会的介入

生活習慣の調整，心理社会的介入を検討する。エピソードが寛解すれば維持療法へ移行し再発予防を目指す。順調に寛解へ進まない場合には，診断や心理社会的環境の見直し，社会資源利用の追加も含めて治療方針を再検討する。双極性障害は再発予防のために長期間の服薬継続が望まれる疾患であり，本人・家族の自発的・主体的な治療への参画が重要であるため，支持的精神療法・心理教育が重要となる。

患者や家族の身体的，経済的，社会的な安全を速やかに確保すべき場合，および外来診療では診断や治療に限界がある場合には入院治療を検討する。例としては，身体衰弱，暴言暴力，乱費，非現実的言動による信用失墜などである。躁病エピソードや抑うつエピソードの場合を中心に非自発的入院が避けられないこともあるが，患者の苦境への共感をベースに配慮しつつ進める。自傷や自殺および他害のリスクの評価は重要であり，この観点で物質使用障害の併存にも注意する。また入院中に自傷・自殺や他害行為などを防ぎきれない可能性もあらかじめ説明することが望ましい（表7-2）。自殺の高リスク状態では家族の見守り・入院治療・行動制限・修正型電気けいれん療法（modified-electroconvulsive therapy：m-ECT）などを検討する。炭酸リチウムは自殺リスクを低下させる。入院治療によっても完全に自傷や自殺行為を防ぎきれないという医療の限界もあらかじめ共有することが望ましい。

c）必要な情報の収集

治療開始前に把握すべき情報は，身体所見，既往歴，家族歴，生活歴，

表7-2　双極症における自殺リスク要因

社会人口統計学的要因 ・男性は自殺既遂率が高い ・女性は自殺企図率が高い ・結婚の状況（独身，死別，離別） ・独居 ・子どもがいない ・若年（35歳未満），高齢（75歳超） ・失業 **病歴** ・自殺企図の既往 ・家族歴（自殺企図あるいは自殺既遂） ・自殺念慮 ・優勢な極性が抑うつ ・抑うつエピソード	・病像：抑うつ状態・混合状態・不機 　嫌な躁状態では，不機嫌でない躁状 　態や正常気分より高リスク ・急速交代型 ・発症年齢が若い ・発病から日が浅い ・未治療期間が長い ・これまでの抑うつエピソードの回数 ・以前の入院回数 ・現在の身体的併存症 ・気分に一致しない精神病症状 **精神科的併存症** ・パーソナリティ障害（境界性，反社 　会性，演技性，自己愛性）

病前のパーソナリティ傾向，病前の適応状態，ストレス因子の評価，睡眠の状態，これまでの治療歴，アルコールおよびカフェインの摂取状況，妊娠および妊娠予定の有無などがある。また，治療開始前に行う検査として，身長・体重測定，バイタルサインの測定，血液・尿検査，心電図検査があり，さらに必要な場合には脳波・脳画像・心理検査なども行う。情報収集に際しては，患者本人のみならず，家族あるいは職場関係者等からの客観的情報も極めて重要である。

2.　抑うつ症群

　抑うつ症群（Depressive Disorders）には，重篤気分調節症，うつ病（抑うつエピソードを含む），持続性抑うつ症，月経前不快気分障害，物質・医薬品誘発性抑うつ症，他の医学的状態による抑うつ症，「抑うつ症，他の持定される」，そして「抑うつ症，特定不能」が含まれる。これらの

疾患に共通する特徴は，悲しく虚ろな，あるいは易怒的な気分が存在し，その人が機能する上での資質に重大な影響を及ぼすような身体的および認知的的の有意な変化も伴うことである（例：うつ病や持続性抑うつ症における身体的・認知的変化など）。これら各疾患は，持続期間，時期，または推定される病因に関するものによって異なっている。ここでは，うつ病と持続性抑うつ症について概説する。

　うつ病は抑うつ症群の中の古典的な病態を代表するものである。うつ病を特徴づけるのは，感情，認知，および自律神経機能の明確な変化を伴った，はっきり区別できる2週間以上続くエピソード（大抵のエピソードはずっと長く持続するが）と，エピソード間の寛解である。単一エピソードでも診断は可能であるが，この障害では症例の大半が反復性である。正常な悲哀および悲嘆と抑うつエピソードの区別には，細心の注意を払わなければならない。死別反応は強い苦悩を引き起こすが，通常はうつ病のエピソードを引き起こすことはない。この両者が同時に起これば，うつ病を伴わない死別反応の場合と比べて，抑うつ症状や機能障害はより重篤になり，予後もより不良となる傾向がある。死別反応に関連する抑うつエピソードは，他の面での抑うつ症群への脆弱性ももっている人に生じる傾向がある。診断基準は双極症の抑うつエピソードと同じである（**表7-1**[1]）。

（1）悲嘆

　悲嘆を抑うつエピソードから鑑別する際には，悲嘆では主要な感情が空虚感と喪失感であるのに対して，抑うつエピソードでは持続的な抑うつ気分，および幸福や喜びを期待する能力の喪失であることを考慮することが有用である。悲嘆における不快気分は，数日～数週間にわたる経過の中で弱まりながらも，いわゆる"悲嘆の苦痛"（pangs of grief）とし

て，波のように繰り返し生じる傾向がある。その悲嘆の波は，故人についての考えまたは故人を思い出させるものと関連する傾向がある。抑うつエピソードにおける抑うつ気分はより持続性であり，特定の考えや関心事に限られない。悲嘆による苦痛には抑うつエピソードに特徴的である広範な不幸やみじめさではない肯定的な情動やユーモアが伴っていることもある。悲嘆に関連する思考内容は，一般的には，故人についての考えや思い出への没頭を特徴としており，抑うつエピソードにおける自己批判的または悲観的な反復想起とは異なる。悲嘆では，自己評価は一般的には保たれているのに対して，抑うつエピソードでは無価値感と自己嫌悪が一般的である。悲嘆において自己批判的な思考が存在する場合，それは典型的には故人ときちんと向き合って来なかったという思いを伴っている（例：故人に頻繁に会いに行かなかった，どれほど愛していたかを伝えなかった）。残された者が死や死ぬことについて考える場合，一般的には故人に焦点が合わせられ，故人と"結び付く"ことに関する考えである。一方，抑うつエピソードにおける死についての考えは，無価値感や生きるに値しないという考えのため，または抑うつの苦痛に耐えきれないために，自分の命を終わらせることに焦点が合わせられている。

（2）関連する特徴

　うつ病は高い死亡率と関連しておりその多くは自殺のためであるが，それのみが原因ではない。『自殺実態白書2013』によれば，『自殺は，人の命に関わる極めて「個人的な問題」である。しかし同時に，自殺は「社会的な問題」であり「社会構造的な問題」でもある。』という[3]。自殺はほとんどの場合，突発的に起きるわけではなく，その人なりのプロセスをたどった結果，起きると考えられている。まず個人的なネガティブな

ライフイベントなど，最初の危機要因の発生から始まり，そこに様々な
ストレスが累積し，しばしば身体や家族関係，日常生活に影響するなど，
問題が連鎖を起こす。その上サポートが不足すると，自力ではその状況
から脱出することが難しくなり，事態が深刻化していく。その後うつ状
態に陥り，明らかな精神症状を起こし，特にうつ病と診断される状態に
なり，そこから自殺に至るという経過をとると考えられる。

　最近まで，視床下部-下垂体-副腎系の過活動が，抑うつエピソードと
関連する異常として最も精力的に研究されてきており，それはメランコ
リア（特に重症の抑うつ）や精神症性の特徴，その後の自殺の危険性と
関連しているように思われる。分子研究は神経栄養因子や炎症性サイト
カインの遺伝的変異などを含む末梢性因子の関与を示している。さらに
MRIの量的かつ機能的研究によって，抑うつをもつ成人では情動処理，
報酬追求，情動調整を担う特定の神経系の機能異常があることが明らか
となっている。

（3）症状の発展と経過

　アメリカにおけるうつ病の12か月有病率はおよそ7%であり，また
18～29歳までの有病率は60代以上に比べて3倍であるなど，年齢集団
によって大きく異なっている。うつ病の疫学において最も再現性のある
所見は，女性における有病率の高さであり，この影響は青年期にピーク
を迎え，横ばいとなる。女性は男性よりも約2倍高い割合で，特に初潮
から閉経までの間に発症する。女性は男性と比較して，過眠，食欲増進，
鉛性麻痺を特徴とする非典型的なうつ病の症状が多く認められる。

　うつ病の経過は様々である。寛解状態（症状がないか，1つまたは2つ
の症状が軽度に達しない状態が2か月以上続いている）がほとんどない
人もいれば，個々のエピソードの間に，ほとんどまたはまったく症状の

ない時期が何年も続く人もいる。うつ病の経過は，貧困，人種差別，疎外に関連する社会構造的な逆境を反映している可能性がある。

　慢性的な抑うつ性疾患の増悪によって治療に訪れた人と，最近になって症状が出現して治療に訪れた人とを区別することは重要である。抑うつ症状が慢性化している場合は，パーソナリティ症，不安症，物質使用症が隠されている可能性が高く，治療によって症状が完全に消失する可能性は低くなる。そのため，抑うつ症状を呈している人では，2か月以上まったく抑うつ症状がなかった最近の時期について確認することが重要である。抑うつ症状のある日がない日より多い症例では，持続性抑うつ症の診断が必要かもしれない。

　抑うつエピソードからの回復は，うつ病をもつ40％の人で発症後3か月以内に始まり，80％が1年以内に回復し始める。発症が最近であることが短期間で回復する可能性を強く規定するものであり，ほんの数か月だけ抑うつ状態にあった人の多数では自然に回復することが期待できる。現在のエピソード期間の長さ以外で改善率の低さと関連する特徴には，精神症性の特徴，顕著な不安，パーソナリティ症群，症状の重症度がある。

　再発の危険は寛解の期間が長くなるに従って減少していく。前回のエピソードが重度であった人，若年者，すでに複数回のエピソードを経験している人では，再発の危険がより高い。寛解時にたとえ軽い抑うつ症状でも持続していた場合には，再発の強い予測因子となる。

　多くの双極症性疾患が1つまたはそれ以上の抑うつエピソードから始まるため，当初はうつ病と見えた人の一定数が，後に双極症であるとわかる。これは，思春期に初発したり，精神症性の特徴を伴っていたり，双極症の家族歴を有している人で可能性が高くなる。「混合性の特徴を伴う」の特定用語がある場合，将来の躁または軽躁診断の危険率を増大

させる。うつ病，特に精神症性の特徴を伴う場合には，統合失調症に移行することもある。それは，逆の場合よりはるかに頻度が高い。

　現在の年齢がうつ病の治療経過や治療反応性に与える影響は明らかではない。しかし，過眠や過食は若年者によく見られ，メランコリア症状，特に精神運動症は高年齢層によく見られるなど，いくつかの症状の違いが存在する。若年発症の抑うつは家族性のことが多く，またパーソナリティ症を伴うことがより多い。各個人のうつ病の経過は一般的に加齢によって変化しない。回復までの平均期間は複数のエピソードで変わることはなく，また，抑うつエピソードになる確率は一般に時間経過とともに増減しない。

（4）危険要因と予後要因
a）気質要因
　否定的感情（神経症的特質）はうつ病発症について十分確立された危険要因であり。この傾向が強いと，ストレスの強い人生上の出来事に反応して抑うつエピソードを生じる可能性が高いようである。
b）環境要因
　幼少期の不幸な体験,特にそれが複数で多様である場合は,一つになってうつ病の危険要因となりうる。女性は性的虐待を含む幼少時期の不幸な体験の危険を不当に受けていることもあり，それが女性におけるうつ病の有病率の上昇に寄与しているのかもしれない。他の精神保健上の社会的要因としては，低所得，不登校や義務教育の中断・未修了，人種差別，他の差別などがうつ病の危険上昇と関連している。ストレスの強い人生上の出来事は,よく知られた抑うつエピソードの発病要因であるが,エピソードの発症の前後での好ましくない人生上の出来事の存在の有無は，予後もしくは治療選択の有用な指標にはならないようである。病因

論的には，女性は対人関係におけるトラウマなど，生涯を通じて抑うつの主な危険要因の影響を不当に受けやすい。

c）遺伝要因と生理学的要因

うつ病をもつ人の第一度親族のうつ病の危険は，一般人口の2〜4倍である。相対危険は早発性や再発性である場合に高いようである。遺伝率はおよそ40％であり，この遺伝的罹病性のかなりの部分を神経症的特質というパーソナリティ特性によって説明できる。また，女性は，月経前，産後，更年期など，特定の生殖生活環に関連して抑うつ症の危険が高いかもしれない。

d）経過の修飾要因

基本的に気分症以外のすべての主な疾患（すなわち，不安症群，物質使用症群，心的外傷およびストレス因関連症群，摂食症群，強迫症および関連症群など）は，抑うつを発症する危険が高まる。他の疾患を背景として発症した抑うつエピソードは，しばしばより難治性の経過をたどる。物質使用，不安，そしてボーダーラインパーソナリティ症群は，それらの内で最も広く見られるが，抑うつ症状が存在すると，それらの疾患がわかりにくくなり，発見が遅れるかもしれない。しかし，抑うつ症状の臨床的改善を持続させるためには，背景にある疾患の適切な治療が必要であることがある。慢性的または重度の医学的状態もまた，抑うつエピソードの危険を増大させる。糖尿病，病的肥満，心血管疾患のようなよくある病気は，しばしば抑うつエピソードを合併しており，それらの抑うつエピソードは，身体的に健康な人の抑うつエピソードに比べ慢性化しやすい。

（5）抑うつ症群の治療

『日本うつ病学会治療ガイドライン，Ⅱうつ病（DSM-5)/大うつ病性

障害 2016（2019 改訂版）』を参考に述べていく。まずは，抑うつエピソードの診断基準を満たす精神症状を呈している患者に遭遇した際，「物質・医薬品誘発性抑うつ症」，「他の医学的疾患による抑うつ症」を鑑別することが優先事項である。身体疾患の病歴および使用薬剤の聴取と合わせ，諸検査を行う必要性は高い。また情報聴取の過程で，言い間違いや迂遠さが目立てば，意識障害や認知機能・知能の低下を疑い，「他の医学的疾患による抑うつ障害」の検討を精細に実施する必要がある[4]。

　うつ病の診断確定には，患者および家族（場合によっては職場関係者などを含む）からの情報収集が極めて重要である（把握すべき情報については，第 5 章の表 5-4 を参照）。現在呈している抑うつ症状の確認に加え，過去の躁病・軽躁病相の有無を特定することが，双極性障害との鑑別上，必須であり，患者本人が「病歴」とは意識していない生活歴を聴取する中で，これら過去の病相が判明する場合もある。ただし，初診時に聞くべきことと，患者との関係性が形成されてから尋ねるべきこととを区別し，尋ねる際には「診療上重要な事柄なので，教えていただきたいのですが」等と前置きするなどの配慮も必要となる。また一般臨床の場で，本章で述べるような事項を把握するためには，質問票などを補助的に活用するのも一つの方法である。

　うつ病の治療において，良好な患者・治療者関係を形成し，「うつ病とはどのような病気か。どのような治療が必要か」を伝え，患者が治療に好ましい対処行動をとることを促すこと，すなわち「心理教育」を治療の基本に置く必要がある。また，うつ病の場合，長期の経過をとること，再発の可能性があること，さらに難治性の経過をたどる症例も一部存在することを考慮して，経過の各時点で治療目標を明確化しておく。

　薬物療法は，抗うつ薬を十分量，十分な期間，服用することが基本となる。自殺企図が切迫している症例，抗うつ薬治療で難治な症例などで

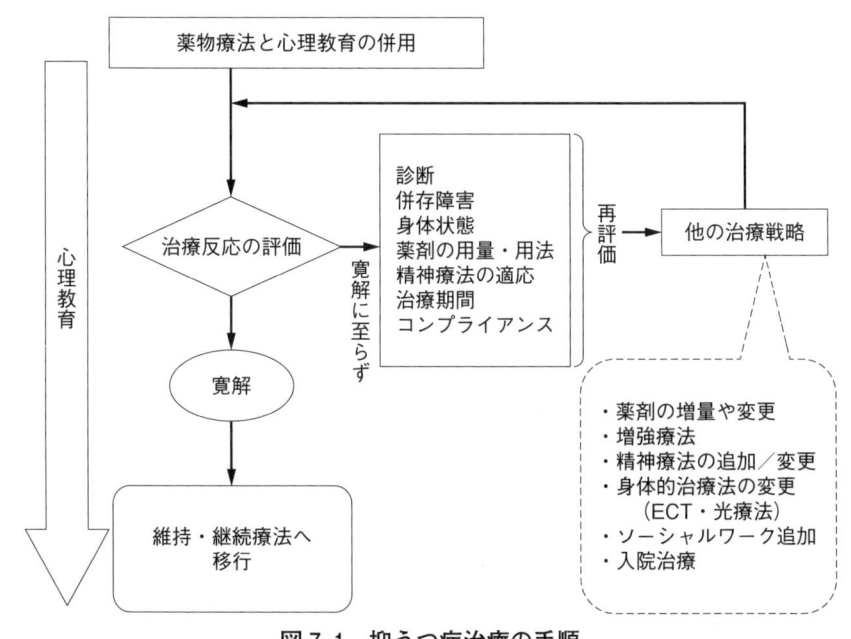

図 7-1　抑うつ症治療の手順

（尾鷲登志美：第 1 編うつ病性障害／第 2 章治療計画の策定，精神医学講座担当者会議（監修），気分障害治療ガイドライン（第 2 版），p34，医学書院，2004. より転載）

は，m-ECT の施行を検討する。また季節型のうつ病に該当する症例では，高照度光療法の導入も検討する（**図 7-1**[5]）。

a）薬物療法

　治療薬としては，三環系抗うつ薬（セロトニン・ノルアドレナリン再取り込み阻害）（TCA），四環系抗うつ薬（ノルアドレナリン再取り込み阻害/シナプス前 α_2-アドレナリン受容体阻害）（TeCAs），選択的セロトニン再取り込み阻害薬（SSRI），セロトニン・ノルアドレナリン再取り込み阻害薬（SNRI），ノルアドレナリン作動性・特異的セロトニン作動性抗うつ薬（NaSSA），セロトニン再取り込み阻害・セロトニン受容体調節

薬（S-RIM）がある。

　抗うつ薬を開始する際には，いわゆる「アクチベーション・シンドローム」（焦燥感や不安感の増大，不眠，パニック発作，アカシジア，敵意・易刺激性・衝動性の亢進，躁・軽躁状態などの出現する状態）を含む副作用に注意し，少量から漸増することを原則とする。抗うつ薬は単剤で使用し，多剤併用は行わないことを基本とする。有害作用が臨床上問題にならない範囲で，可能な限り速やかに十分量まで増量を行う。十分量まで増やしてから十分期間で，ほとんど反応がない場合は，抗うつ薬の変更を行う。部分反応は増強療法を行う。

・**十分量**：保険診療上認められた最大量を超えない範囲で，患者の個別性を考慮して決定する。高齢者や身体合併症などでは，より少ないこともある。

・**十分期間**：4週間程度を目安に，早ければ2〜3週間，場合によっては6〜8週間で判断する。

　また，抗うつ薬治療中は，常に前述した双極性障害の可能性を再検討する姿勢が必要である。嘔気・嘔吐，下痢など，主要な副作用の可能性をあらかじめ説明することは，服薬の自己中断を防ぐ意味でも効果的である。また患者は，副作用を自発的には申告しないこともあるため，折に触れて治療者側から主要な副作用について尋ねてみることが望ましい。

　回復期・維持期では，早期に抗うつ薬を中止・減量することは再燃の危険性を高める。とりわけ，寛解後26週は抗うつ薬の再燃予防効果が立証されており，欧米のガイドラインは，副作用の問題がなければ初発例の寛解後4〜9か月，またはそれ以上の期間，急性期と同用量で維持すべきとしている。再発例では2年以上にわたる抗うつ薬の維持療法が強く勧められる。しかし，再発例では双極性障害の可能性が高いので注意が

必要である。抗うつ薬を減量あるいは中止する際には「中止後（中断）症候群」に注意が必要であり，緩徐に漸減することが原則となる。認知療法・認知行動療法あるいは対人関係療法を薬物療法と併用した場合は，薬物療法単独に比べて再発予防効果が高い。

3. 気分症群の看護

　共通点が多いので，双極症および抑うつ症の看護について，気分症群の看護として述べる。

（1）生活習慣への支援

　気分症群の治療においては，規則正しい生活習慣，ストレスマネジメント，服薬継続がきわめて重要である。たとえば，アルコール・カフェインの減量，禁煙，光刺激のコントロール，言い争いの回避，生活リズムの一定化，心配事の過大あるいは過少評価の回避，筋弛緩・腹式呼吸法などを促すことが含まれる。薬物療法にこれらのライフスタイルへの介入を加えることで，再発・再燃を減らすことが期待できる。

（2）ストレスへの支援

　ストレスは気分症群の直接の原因ではないが，発症の誘因として重要である。

■ストレスマネジメントのポイント例

・客観的な見方：我々は心配事を過大評価する傾向がある。物事を客観的に見ないと，比較的普通のことまで過度に心配することになり，疲れ果ててしまう。たとえば，試験や仕事で失敗したからといって，世界が終わるわけではない。

・リラクセーション法：必要に応じて，あるいは毎日行えるリラクセー

ション法を学んでおくと役に立つ。療法的にはJacobsonの筋弛緩法とSchulzの自律訓練法などがあるが，ヨガやストレッチなど本人が心理的・身体的にリラックスできると感じるものを取り入れるのが良い。心理的・身体的両側面のアクティビティを取り入れるとよい。

・**呼吸法**：腹式呼吸はストレス緩和に有用である。

　また多くの気分症群の患者において，服薬継続を含めた治療アドヒアランス不良が改善を妨げており，心理的介入でアドヒアランス向上に取り組む。

（3）社会資源の活用

　気分症群の症状による就労・生活上の支障に対し，精神保健福祉士などと協力し，精神障害者保健福祉手帳，医療費助成，生活費支援，住居探し・地域生活支援，就業支援など，各種社会資源の活用を検討する。そのために生活歴や職歴，本人が望む生活の意向を看護として情報収集する。

　気分症群では正常気分の維持が困難な場合や，正常気分でも一定の認知機能障害が見られることがあり，患者や関係者の努力，事の次第や成り行きの予測を超えて就労や地域生活に支障をきたしうる。また職場復帰支援プログラムの利用などが必要となる場合もある。そのため，社会資源を適切に利用し，患者の生活や就労を必要に応じて支援する。

（4）心理教育と家族の参加

　ここでの「心理教育」とは，構造化されたプログラムだけを指すのではない。プログラムにこだわらず，疾患や治療について当事者が知っておくべき情報のリアルタイムでの提供を指す。また，的確な心理教育のためには，医療者が患者の体験や経験を知ろうと努めることも必要であ

表 7-3　心理教育のミニマム・エッセンス

1 ）規則正しい生活習慣の維持
2 ）病状悪化につながる要因の把握
3 ）悪影響を与える問題への対応
4 ）新たな再発の兆候把握と予防策の策定・実践
5 ）疾患への誤解やスティグマの解消
6 ）効果的な薬物療法の実践
7 ）物質乱用や不安への対応

（日本うつ病学会（編）：日本うつ病学会診療ガイドライン　双極性障害
（双極症）2023, p106 より転載）

る。患者が長年の生活習慣を変えることは容易ではなく，そのためにも
専門的な立場からの心理的支援が求められる。治療に対して協力が得ら
れない段階であっても，トラウマ・インフォームド・ケアの観点から，
患者のトラウマを理解しようとし，このような双方向性の情報伝達を試
み続けることは，ケア上の役に立ちうる。また早い段階から，家族にも
同様の心理教育を行って協力関係を築いておくことは，患者の予後にも
好ましい影響を与える。

　心理教育のミニマム・エッセンス（**表 7-3**[2]）の概要は，「病状悪化のリ
スクを高める行動を減らし，健康的な行動を増やすこと」と要約される。
しかし，患者の理解・記憶する能力には個人差がある上に，病状ととも
に変化を生じることもある。また，長期的治療を要するという事実の受
容や，その適応力も個々人で異なる。そのため，情報提供は段階的に，
粘り強く伝える“継続的プロセス”でなければならず，また心理教育は
口頭だけではなく書面の活用が望ましい。医療者─患者間での認識を一
致させることは，アドヒアランス向上につながることも示されている。

　専門的な精神療法や心理教育が受けられない環境下では，適切な疾患
との向き合い方を自学自習で（もしくは家族と一緒に）取り組む“自助”

や，相互の支え合いの力を活用する "互助" が参考になる。市販の書籍
やオンライン上の自助教材等の活用，当事者（患者）会や家族会などの
自助グループやサポートグループの利用などを検討する。

（5）精神運動焦燥・興奮を呈する患者への対応

双極症における精神運動焦燥・興奮の状態にある患者に対応する際に
は，非同意治療や非自発的入院をできる限り避けるため，ディエスカレー
ション*から開始する。包括的暴力防止プログラム（Comprehensive
Violence Prevention and Protection Program：CVPPP）に準じ，避難経
路を確保したり，危険物を取り除いたりして環境を整え，スタッフを数
名揃えた上で，患者と話す担当になった者が，穏やかな雰囲気の中で時
間を掛けながら，患者との合意や協働を試みる。その結果，自発的な服
薬や，自発的な入院が可能になれば，より良好な治療関係を保つことが
できる。

多くの場合，患者が精神運動焦燥・興奮を呈している時であっても，
ある程度の話し合いは可能である。特に治療歴の長い患者は，治療薬に
対するその人なりの好みをもっていることが多い，すべての希望を聞き
入れられるわけではないとしても，本人を話し合いに含めることが，そ
の後の治療関係に肯定的な影響を与えうる。

治療薬の種類や投与経路，行動制限に関しては，医師の指示による。
可能な限り，患者を含めた話し合いで選択し，侵襲性の低いものから優
先使用する。行動制限は再トラウマとなる可能性が高い。可能な限り経
口投与で治療を開始し，経口投与が困難である場合には，筋肉内注射を

＊ディエスカレーション：心理学的知見をもとに，言語的・非言語的なコミュニケー
ション技法によって怒りや衝動性，攻撃性をやわらげ，患者を普段の穏やかな状
態に戻すこと。

検討する。やむを得ず，医師の指示により隔離や身体的拘束を行う場合には，適切なモニタリングと記録を行う。身体的拘束は，差し迫った危険を避けるための手段が他にない場合以外は使用せず，差し迫った危険がなくなれば速やかな解除を検討する。

（6）抑うつを呈する患者への対応

　うつ病は，非常に個別性・多様性が高い疾患である。軽症例であっても，併存症や希死念慮の有無によって個別の対応が必要となる。双極症における抑うつエピソードにおいても同様である。

■治療導入時

a）「うつ病」という診断が伝えられる。今の状態は，有病率の高い病気である「うつ病」によって引き起こされたものであり，「自分はなまけている，駄目だ」と自分自身を責める必要はないことを伝える。

b）「うつ病とは何か」を伝える。患者自身が納得しやすいうつ病の疾病モデルを呈示して，次に述べる治療への共通理解につなげる。その一例として，「環境」と「脳」との関係を示しながら，うつ病患者の「否定的なものの見方」をキーポイントに置き，「悪循環」が生じていることを説明する手順を示す（**図7-2**）。

① 複数のストレスになる出来事が生じている時に，周りのサポートを十分受けられない環境が重なる。

② さらに，十分な睡眠が取れず，脳の機能回復が不十分になる。

③ 脳は出来事を処理しきれず，機能不全が起きる。

④ 脳の機能不全は否定的な見方（物事の否定的側面ばかりを見てしまう）を引き起こす。

⑤ 否定的な見方によって，「周囲のサポートを過小評価」して，一人で問題を抱え込んでしまう。同時に，「負荷を過大評価」して，普段な

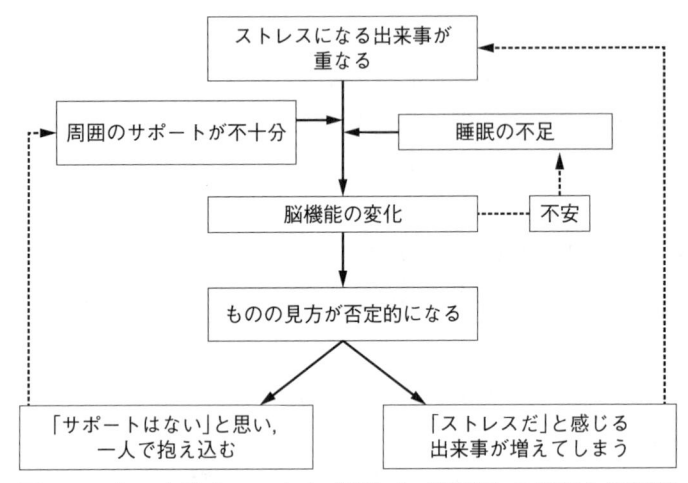

図7-2　うつ病発症にいたる「脳」と「環境」の関係と悪循環

　　ら気にならなかったことまで「とても大変だ」と感じて，実際以上
　　にストレスと感じる出来事が増えてしまう。さらに，不安が生じて，
　　睡眠が取れなくなる。
　　以上の結果，「悪循環が形成されてしまうのがうつ病である」と，伝え
　る。
c）その上で，「うつ病の治療はどのように行うか」を伝える。まず，「悪
　　循環を形成している要素を，1つずつ消していくことで，悪循環を
　　断ち切ることが治療である」と伝える。すなわち「脳の機能変化」
　　を改善することを第一目標にして，「脳（心）の休息と薬物療法」と
　　「睡眠の確保」が重要という点を説明する。「脳（心）の休息」を得
　　るために，「周囲に相談してサポートを得て，いったん，ストレスに
　　なる出来事から離れる」ことを伝える。さらに，「自分のとらえ方を
　　考え直す」という，否定的認知の修正・緩和（例・認知行動療法な

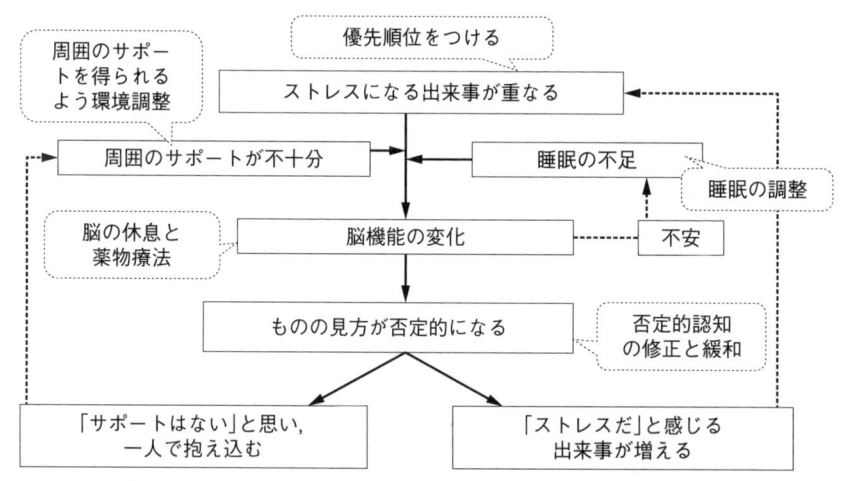

図7-3　うつ病で生じている悪循環を遮断するための介入

どへの導入）を図る（**図7-3**）。

d）「極端なとらえ方」に基づく「療養中の大決断」を避け，重要な事柄
　　（婚姻関係，転退職，財産の処分など）に関する判断は延期するよう
　　に伝える。また，「自殺行為」をしないことを約束してもらう。無論
　　この「約束」が意味をもつためには，治療者・患者関係の構築が，
　　とりわけ重要である。

e）患者の周囲の家族・関係者に，うつ病の急性期は「励まし」と「気
　　晴らしの誘い」が逆効果になることを理解してもらう。急性期は，
　　優先順位がつけられず，周囲から励まされても何から頑張れば良い
　　のかわからない。さらに，ものの見方が否定的になっているので，
　　「周囲の応援に応えられない自分は駄目だ」と自分を責める可能性
　　もある。また，興味や楽しいと思う気持ちがなくなっているので，
　　気晴らしをしても楽しいと思えない。それでも周囲から気晴らしに

表 7-4　睡眠障害対処 12 の指針

> 1）睡眠時間は人それぞれ，日中の眠気で困らなければ十分
> 2）刺激物を避け，眠る前には自分なりのリラックス法
> 3）眠たくなってから床に就く，就床時刻にこだわりすぎない
> 4）同じ時刻に毎日起床
> 5）光の利用でよい睡眠
> 6）規則正しい 3 度の食事，規則的な運動習慣
> 7）昼寝をするなら，15 時前の 20〜30 分間
> 8）眠りが浅いときは，むしろ積極的に遅寝・早起き
> 9）睡眠中の激しいイビキ，呼吸停止や足のむずむずは要注意
> 10）十分眠っても日中の眠気が強い時は専門医に
> 11）睡眠薬代わりの寝酒は不眠のもと
> 12）睡眠薬は医師の指示で正しく使えば安全

（厚生労働省健康局編：健康づくりのための睡眠指針 2014 より）

誘われると，「断ってはいけない」と考えて出掛け，気晴らしのはずが疲れるばかりという結果になりがちである。

f）生活習慣の改善など，患者側での治療的対処行動を適宜要請する。特に，睡眠・覚醒リズムの改善は重要であり，飲酒による睡眠は質の悪い睡眠になることを踏まえて，飲酒はしないこと，朝は一定の時間に起床して外光に当たることなど，睡眠衛生的なアドバイスを行うことが望ましい。「睡眠障害対処 12 の指針」（**表 7-4**[6]）も参考になる。良質な睡眠にこだわり過ぎないということも重要である。

（7）勤労者の気分症群における休職の可否について

気分症群の患者が勤労者である場合，患者にとって，休職もメリットとデメリットの双方をもたらしうることを意識しておく必要がある。

■メリット

・職業上のストレスや葛藤から離れ，保護的環境で回復を図ることがで

きる。

・回復に向け，治療やリハビリテーション，周囲の関係者との関係修復などにあてる時間を，より多く確保できる。

・気分症発症（あるいは治療薬剤）によって，普段より生じる可能性が増すであろう，職場で起こる事故のリスクを減らすことができる。

■デメリット

・抑うつ傾向では日中の活動性が低下することや，職場で得られていた日常的対人接触の機会を失い孤立した生活を送る結果，症状悪化につながりうる。躁傾向では活動性が亢進することや，職場での対人関係の悪化により孤立するなど，病状悪化につながりうる。

・職場を離れている期間が長くなると，結果的に復職への不安が高まり，ある種の「職場恐怖」ともいうべき状態が生じる可能性がある。

・以上の結果，職場を長く離れていると，より復職が困難になりうる。

　気分症群に罹患した勤労者における休職の可否の判断にあたっては，メリットとデメリットなどを踏まえ，各々の患者と職場の個別的状況を勘案し，慎重に判断する必要がある。勤務する会社の休職・復職に関する就業規則を確認しておくことも重要である。

1）認知行動療法では，ある状況を経験して生じる感情と行動は，その状況をどう捉えるか（認知の仕方）によって影響を受けることに着目する。その上で，感情や行動に影響を及ぼしている極端な考え（歪んだ認知）が何かを特定し，それが現実的かどうかを検討し，より現実的で幅広い捉え方（適応的な認知）ができるように修正していくことで，不快な感情の軽減と，適切な対処行動の促進を図る。必要に応じて，うつ病に対する治療効果，特に再発予防効果に優れていることが立証されているリカバリーを目指す認知療法（CT-R）も考慮される。

2) 対人関係療法：社会的役割と精神病理との関係は双方向的であり，社会的役割の障害が気分症のきっかけになると同時に，気分症の症状によって社会的役割が障害される。このような根拠に基づき，重要な他者との現在の関係に焦点を当て，症状と対人関係問題の関連を理解し，対人関係問題に対処する方法を見つけることで症状に対処できるようになることを目指す。

(8) リハビリテーション

気分エピソード中はもちろん，症状が寛解した状態においても，注意・遂行機能の低下など，一定の認知機能障害が残存しうる。したがって，集中困難・うっかりミス・忘れやすさが見られやすい。また急速に家事・学業・労働などの負荷をかけた場合に，症状の再燃の可能性が高まる。

したがって回復期には，①比較的短時間ごとに休憩をとる，②処理する事柄に優先順位をつける，③メモや計画表を積極的につける，などの工夫が必要となる。また，たとえば「その時点で患者自身ができると思う程度の半分ぐらい」の負荷量から活動を再開し，徐々に強度を引き上げるなど，慎重な配慮が必要である。

学習の課題

1. 気分症群の診断基準について考え，まとめてみよう。
2. 気分症群における看護についてまとめてみよう。
3. 気分症群におけるリカバリー（回復）への課題をまとめてみよう。

引用文献

1) 髙橋三郎，他（監訳）：DSM-5-TR 精神疾患の診断・統計マニュアル，pp 135-139，146-148，医学書院，2023．

2) 特定非営利活動法人 自殺対策支援センターライフリンク，自殺実態白書 2013．
   https://lifelink.or.jp/report/report2013（最終閲覧日：2023 年 2 月 25 日）

3) 日本うつ病学会（編）：日本うつ病学会診療ガイドライン 双極性障害（双極症）2023，日本うつ病学会，2023．
   https://www.secretariat.ne.jp/jsmd/iinkai/katsudou/data/guideline_sokyoku
   2023.pdf（最終閲覧日：2023 年 2 月 25 日）

4) 日本うつ病学会　気分障害の治療ガイドライン作成委員会：日本うつ病学会治療ガイドライン，Ⅱ．うつ病（DSM-5）/大うつ病性障害 2016．
   https://www.secretariat.ne.jp/jsmd/iinkai/katsudou/data/20190724-02.pdf（最終閲覧日：2023 年 2 月 25 日）

5) 尾鷲登志美：第 1 編うつ病性障害/第 2 章治療計画の策定，気分障害治療ガイドライン（第 2 版）（精神医学講座担当者会議 監修），p 34，医学書院，2004．

6) 厚生労働省健康局編：健康づくりのための睡眠指針 2014．
   https://www.mhlw.go.jp/content/001208251.pdf（最終閲覧日：2024 年 5 月 29 日）

8 │ 不安症群，パーソナリティ症群等の看護

森　千鶴

《**目標＆ポイント**》

　不安症，適応反応症はストレスなどによって誰にでも起こりうる。身体症状症は，苦悩や機能障害に関連して身体症状が顕著にあることが特徴である。一方，パーソナリティ症群は遺伝的要因など複合的な要因が影響して発症すると考えられており，長期にわたって認められる認知，感情，行動上の特徴があり，対人関係などに困難をきたす。これらの状態にある対象者におけるアセスメントを踏まえた看護について学習する。

《**キーワード**》　不安症，適応反応症，身体症状症，パーソナリティ症群

　米国精神医学会の精神疾患診断・統計マニュアル（DSM-5-TR：Diagnostic and Statistical Manual of Mental disorders, Fifth edition Text Revision）の日本語訳では，disorder を「障害」ではなく「症」と訳している[1]ため，本章においても DSM-5-TR に従った記載とする。

1. 不安症のある人の理解と看護

（1）不安症群の人のアセスメント

　不安とは，将来の脅威に対する漠然とした感情のことを言い，将来の危険に対処するための筋緊張および覚醒状態，警戒行動または回避行動と関連している[1]。不安症群の中には恐怖症も含まれている。恐怖とは，

はっきりとした外的対象がある恐れの感情と定義されている。

　不安症群は，原因に比べて反応の強さや持続時間が不釣り合いに長く，6か月またはそれ以上持続するという特徴がある。DSM-5-TR の不安症群には，①愛着をもっている人物からの分離に強い不安をもつ**分離不安症**，②身近な家族がいる自宅では話すが，祖父母などのいる場面や学校で，子どもや大人が話しかけても言葉を発しない**場面緘黙**，③特定の虫や動物，注射針，閉所や暗所などに恐怖をもつ**限局性恐怖症**，④他者の前で極度に緊張する**社交不安症**，⑤突然パニックになる**パニック症**，⑥公共交通機関の利用や広場にいることなどで強い恐怖や不安になる**広場恐怖症**，⑦多数の出来事などに過剰な不安や極度の心配が起こる**全般性不安症**，⑧物質の中毒か離脱あるいは治療薬物による不安に関連している**物質・医薬品誘発性不安症**，⑨内分泌疾患や心血管系疾患，呼吸器疾患などで顕著な不安症状が出現する**他の医学的状態による不安症**，⑩原因に比べて反応の強さや持続時間が不釣り合いに長く，6か月またはそれ以上持続するという基準を満たさないが，症状限定性の発作を伴う不安症，⑪特定不能の不安症，が含まれる[1]。

　いずれも，それほどでもないものに対して，過剰な恐怖と不安が生じ，それに伴って通常の社会生活行動ができなくなる状態をいう。不安も恐怖も脅威に対する情動反応であるが，不安は将来起こるであろうことを予測して起こる反応，恐怖は現在，あるいは切迫している時に起こる反応である。

　一般に，人は脅威を回避しようとする行動や警戒する行動をとり，行動を制限し，生活範囲を狭くすることが多い。人は不安や恐怖を感じる脅威に反応し，扁桃体の活動亢進によって中脳中心灰白質が過活動になり，**闘争/逃走反応（脅威に対して闘う，または逃げるために生じる反応）**が起こるとともに，筋肉が緊張し，**すくみ反応**（足がすくんでその場に

座り込む）が起こることもある。また，視床下部から下垂体，副腎皮質系も過活動になるため，糖質コルチコイドが分泌され血糖値の上昇を引き起こす[2]。扁桃体の活動亢進に伴い青斑核が亢進することによってノルアドレナリンの分泌が促進される。その結果，心拍数が増加し，血圧が上昇し動悸を感じる。また発汗や振戦が起こる。さらに脳幹結合腕傍核の亢進により呼吸が促迫し，過換気の状態になったり，息苦しさが起こったりすることもある。これらはストレス時の正常な反応であり，多くの場合，扁桃体の活動を抑制して不安感を軽減しているが，不安症群の人は些細な刺激でも過剰な反応が起こる[2]。また不安をもつ人はもたない人に比べて自殺念慮をもちやすい[1]ため，観察や不安状態のアセスメントが重要となる。

（2）不安症群の人の治療と看護

① 認知行動療法

　不安症群の人は，不安を引き起こすような刺激に過剰な注意を向けてしまうことで扁桃体の活動が亢進するので，些細な刺激に反応しないようにするために**認知行動療法**を行うことが多い。認知行動療法では，否定的な解釈や少しの情報で結論に飛躍しやすいところ，全か無かという思考など，自己のもつ認知の歪みに気づき，修正できるようにする。看護師は対象者が自分の状態や考え方の癖に気づくことができるように声をかけ，あるいは振り返る機会を設けるなどの援助を行う。

② 薬物療法

　不安症群の人に対する薬物療法では，**SSRI（選択的セロトニン再取り込み阻害薬）**が選択されることが多い[2]。SSRI はセロトニンの濃度を上昇させる働きがあり，扁桃体の活動を抑制し，不安や緊張を緩和する働きがある。

　薬物療法を受けている対象者の看護は，薬物が的確に服用されている
かを確認することは言うまでもないが，この薬物には即効性がないため，
服用し始めてから効果が出るまでにしばらく時間がかかることを説明す
る。服薬方法や効果について説明をしないと，服用を拒否したり，「服用
しても少しも良くならない」などと焦燥感が出現することもある。さら
に，発熱，発汗，嘔気などの副作用の症状を注意して観察をする。

③ 曝露療法

　曝露療法は不安を引き起こすような場所や状態に敢えて立ち向かい，
少しずつ馴れる**（馴化）**取り組みである。不安の少ないことから徐々に
段階を上げていく。この治療は対象者が勝手に行うのではなく，医師や
臨床心理士（公認心理師等）と共に行う。看護師は対象者の思いに寄り
添い，取り組みについて励ますことが必要になる。

④ リラクセーション

　看護師は，対象者が安心して過ごすことができるように不安時は付き
添ったり，安心できる環境を提供したりすることで，信頼関係を構築す
るように努める。またパニック発作のように急激に起こった不安に対し
て，安心できるように声をかけ，腹式呼吸を促すことも有効である。ま
た，リラックスできるような音楽を聴くことや瞑想を試してみることを
勧めるのも1つの方法である。

⑤ 自己暗示

　対象者が自己暗示できるような方法（たとえば，「すべてうまくいって
いる」等の言葉を唱える，ポーズをとる等）を一緒に考えることも有用
な援助になる。自己暗示は自分に思い込ませるという効果がある。

2. 心的外傷およびストレス因関連症群の人の理解と看護

(1) 心的外傷およびストレス因関連症群の人のアセスメント

　心的外傷およびストレス因関連症群は，心的外傷となるようなストレスの強い出来事があり，心理的苦痛が生じる疾患群である。DSM-5-TRで挙げられている心的外傷およびストレス因関連症群には，児童と養育者との間の愛着の欠如などによる**反応性アタッチメント症**，ほとんど初対面の人に対して不適切なほどの馴れ馴れしさを含む行動様式を伴う**脱抑制型対人交流症**がある[3]。これらの2つの疾患は，社会的ネグレクトと関連している。

　この他にも心的外傷およびストレス因関連症群には，1つまたはそれ以上の心的外傷となる出来事の後に快感喪失または不機嫌な気分などを生じる**心的外傷後ストレス症**，1つまたはそれ以上の心的外傷となる出来事の後に侵入症状，否定的気分，解離症状，回避症状などが生じる**急性ストレス症**がある。

　また，失恋や仕事上のトラブル，人間関係など単一や複数の明確なストレスの強い出来事が，急性あるいは持続的に反復して起こるために心的苦痛が強くなり，情動面や行動面に症状が出現する**適応反応症**もある。親密な関係にあった人の死後，少なくとも12か月以上続く不適応的な死別反応である**遷延性悲嘆症**も挙げられている。適応反応症は，ストレスが生じてから3か月以内に発症するが，ストレスがなくなってから6か月以上続くことはない。日常生活の中で起こりがちな困難に対する順応反応であるため患者数は多い[4]。ストレスの強い出来事があった人は，恐怖のために**快感情の喪失**，**不機嫌**，**攻撃的な行動**などを示す。脳が恐怖を感じると扁桃体の活動が亢進し，ノルアドレナリンが分泌される。

さらに視床下部-交感神経-副腎皮質系が活性化し，さらにノルアドレナリンが分泌されて，血圧上昇，発汗，全身の細胞代謝の亢進などが起こる[5]。適応反応症の情動面の症状には，抑うつ気分，不安，怒り，焦りなどがあり，行動面の症状には，暴飲，暴食，飲酒などが見られる。また人間関係がストレスとなる場合，めまいや発汗などを伴うこともある。しかし，ストレスが生じない相手に対しては少し楽しめることもある。

（2）適応反応症の人の治療と看護

　ここでは，代表的な疾患である適応反応症の治療と看護について説明する。

　適応反応症の治療ではストレスの除去が最も重要であるが，除去が不可能な場合もあり，ストレスの状況に対する適応力を高めることも必要になる。

① ストレスの除去

　ストレスを除去することが可能な場合，**環境を調整**してストレス因から離れることが重要である。入院による環境の変化のみでもストレス因から離れることになる場合がある。

② 認知行動療法

　思考することで感情を司る扁桃体の活動が弱まるため，現在感じているストレスを客観的に自分がどのような考え方や行動パターンをもっているか考える。そしてストレスの受け止め方のパターンを理解し，受け止め方や行動パターンを変えていくことができれば，適応力が高まる。対象者が気持ちを整理し，問題解決に向かうように，看護師が対象者の話を聴き，一緒に問題解決に向かうようにすることが求められている。

③ 薬物療法

　適応障害において薬物療法は補助目的に用いられることが多い。不安

や不眠などに対して**抗不安薬や睡眠薬**，また抑うつ状態に対して**抗うつ薬**が処方されることがある。看護師は薬物を的確に投与するとともに，服用薬物に対する薬効などを説明し，どのような状態で服薬が必要となるのかなど丁寧に説明を行う。

④ **リラクセーション**

リラクセーションにより副交感神経を活性化させる瞑想や深呼吸を促す。瞑想や深呼吸によって身体がリラックスすることを説明する。特にイライラした時に有用である。

⑤ **生活習慣の見直し**

睡眠が不足することによって攻撃性が増すことがある。そのため，**生活にリズムをつけて活動と休息のバランスをとること**，飲酒を慎み，バランスのとれた食事を摂取することを心がけるように説明をする。その際には，一方的に説明するのではなく，対象者の不安を傾聴し，**生活習慣を立て直す**ためにはどのようなことが必要か，対象者に考えてもらいながら進める。

3. 身体症状症および関連症群の人の理解と看護

（1）身体症状症および関連症群の人のアセスメント

身体症状症および関連症群の人は，苦痛と機能障害に関連して顕著な身体症状があることが特徴である。DSM-5-TR に挙げられている身体症状症および関連症群には，身体症状症の他にも，①診断はされていないものの重大な身体疾患に罹っている，あるいは罹りつつあるという思いにとらわれる**病気不安症**，②葛藤やストレスなど精神的な要因に続いて起こる，神経疾患に類似した運動麻痺，失神，失声，複視などの症状が出現することがある**機能性神経学的症状症**，③苦痛や機能障害の可能性を高めることにより，医学的状態に好ましくない影響を与えている**他**

の医学的状態に影響を及ぼす心理的要因，④自分や他者に外傷や疾病を誘発して病気をねつ造する**作為症**が含まれる[6]。

　身体症状症は，対象者の自覚症状に見合う身体的な異常がないにもかかわらず，身体症状が長く続く疾患である。心理的，行動的要因によって，医学的疾患に好ましくない影響を及ぼす。高血圧などの医学的診断がついていても，影響を及ぼす心理的，行動的要因がない場合には，身体症状症とは言わない。またストレスがあっても，その人のストレスの受け止め方や対処行動によって発現する症状が異なる。さらに同じストレスであっても，悪化する症状が異なることも多い。身体症状症はその人の体質によるところも大きい。

（2）身体症状症の人の治療と看護

　治療法は適応反応症の人に対する治療と類似しており，ストレスとなるようなことを完全になくすことはできないが，減らすことは可能であるため，その方法を考える。薬物療法では，身体疾患に対する有効な薬物を使用する。他にストレス軽減のために抗不安薬を用いることもある。またストレスの受け止め方，対処の方法について認知行動療法を実施し，ストレスの上手な対処方法を学習する。さらに，リラクセーションなどの実施により，**筋弛緩法**を学ぶことが重要である。

　看護師は患者の不安に耳を傾け，訴えをよく聴く（**傾聴**）。また，現在の状況に対する思いを表出するよう促す。さらに，生活のリズムを整えることができるよう助言することも必要となる。

4. パーソナリティ症群の人の理解と看護

（1）パーソナリティ症群の人のアセスメント

　パーソナリティ症群は遺伝的要因，社会的要因が複合的に影響して発

症すると考えられている。パーソナリティ症には長期にわたって認められる認知，感情，行動上の特徴がある。そのため状況的ストレスや双極症や物質関連症などの一過性の精神状態に対する反応とは区別される。認知は，自己や他者，出来事を知覚し，解釈する仕方によって判断される。感情は，情動反応の範囲や強さ，不安定さおよび適切さによって判断され，行動上の特徴は対人関係のもち方や衝動性の制御で判断される。

　パーソナリティ症は，DSM-5-TR では記述的類似性に基づいて，A群，B群，C群の3群に区分されている[7]。A群は，変で奇矯に見えるパーソナリティであり，猜疑性，シゾイド，統合失調症型パーソナリティ症が含まれる。B群は，演技的で，情緒的で，移り気にみえるパーソナリティであり，反社会性，ボーダーライン，演技性，自己愛性パーソナリティ症が含まれる。C群は不安や恐怖を感じているように見えるパーソナリティであり，回避性，依存性，強迫性パーソナリティ症が含まれる。パーソナリティ症の特徴を表8-1に示す。

　パーソナリティ症群の内，代表的な「ボーダーラインパーソナリティ症」について述べる。ボーダーラインパーソナリティ症は，従来から指摘されている親からの情動的無視などの親の養育態度の問題のために発現するのではなく，遺伝的に生物学的な脆弱性があることと，幼少期に心的外傷となる虐待等の体験が相まって発現すると考えられている[8]。ボーダーラインパーソナリティ症のある人は，表情認知，暴力シーンに対しては扁桃体の活動性が亢進するにもかかわらず，ボーダーラインパーソナリティ症のない人に比べて扁桃体の容積が小さく，痛み刺激に対する活動性が低下していると指摘されている。また，ボーダーラインパーソナリティ症のある人は，ノルアドレナリンの増加，セロトニンの低下をきたし，不安症に見られる視床下部-下垂体-副腎系の反応も確認されている。このようなことから，ボーダーラインパーソナリティ症の

表 8-1　パーソナリティ症の特徴

パーソナリティ症	特　徴
A 群パーソナリティ症	変で奇矯に見えるパーソナリティ
猜疑性	他人の動機を悪意のあるものとして解釈する 不信と疑い深さで人と仲良くすることが困難
シゾイド	社会的関係からの離脱と感情表出の範囲が限定される
統合失調型	親密的な関係において急に不快になる，認知または知覚の歪曲，行動の風変わりさ
B 群パーソナリティ症	演技的，情緒的で，移り気にみえるパーソナリティ
反社会性	児童期，青年期早期より始まり成人後も続く。他人の感情，権利に無情で冷笑的，慢心した傲慢な自尊心をもつ
ボーダーライン	対人関係，自己愛，感情の不安定と著しい衝動性
演技性	過度の情動性を示し，他者の気を引く
自己愛性	誇大性や賞賛されたい欲求，共感の欠如を示す。批判や挫折に対して敏感になり，時に激怒したり憤然として反撃する
C 群パーソナリティ症	不安や恐怖を感じているように見えるパーソナリティ
回避性	社会的抑制，不全感，否定的評価に対する過敏性
依存性	世話をされたいという過剰な欲求に関連する
強迫性	秩序，完璧主義，統制にとらわれる
他のパーソナリティ症群	特定のパーソナリティ症群に属さない
他の医学的状態によるパーソナリティ変化	前頭葉病変などの医学的状態により，直接的な生理学的変化の結果として判断される持続的なパーソナリティ症で，情動の不安定性，衝動性制御不良，ストレスに対する怒りの爆発が見られる
パーソナリティ症，特定不能	特徴的な症状が優勢であるが，どのパーソナリティ症群の診断分類にも属さない

（髙橋三郎，他（監訳）：DSM-5-TR 精神疾患の診断・統計マニュアル，医学書院，2023，pp713-759 をもとに筆者作成）

ある人には，衝動性が高いという特徴があり，認知機能の不全や情動調節の障害が起こる。これらのことが相まって，他者の行動の意図を歪曲して捉えたり，猜疑的に見たりする傾向があり，見捨てられることに対する強い不安や恐怖が認められる。また，少しのことで対人関係にストレスを感じるばかりでなく，感情の起伏が激しく不安定であるために，自殺企図，自傷行為，アルコールや薬物の乱用，無茶食い，軽はずみな行動などが見られる。

（2）パーソナリティ症群の人の治療と看護

① 薬物療法

　衝動性に対して**非定型抗精神病薬（オランザピンやアリピプラゾール）**を，抑うつ気分が強い場合には**抗うつ薬（SSRI）**または**気分安定薬（バルプロ酸ナトリウム）**が用いられる。不安が強い場合には抗不安薬を用いることもある。衝動的に過量服薬をすることがあるため，致死性の高いバルビタール薬などは使用しない。看護師は薬物に対する対象者の考えを確認するとともに，適切に服薬できているか常に確認することが重要である。

② 弁証法的行動療法

　弁証法的行動療法は，衝動性と自己破壊性を軽減する効果があるとされている認知行動療法である。弁証法は対立している力を統合して新たな状態に向かうという哲学的な捉え方である。ボーダーラインパーソナリティ症のある人は，二極化思考（「白黒思考」「全か無か思考」）であることが多いため，この方法を用いると，「あれも，これも」と考えられるようになり，全否定になりがちな思考の転換を促すことにつながる。看護師は対象者の思考の特徴を理解した上で，即断しないようにすることや色々な考え方があることを伝えるようにする。また，対象者の考え方

が徐々に広がるよう対象者と話し合うことが大切である。

③ セルフモニタリング

　現在の自分の感情や思考の状況について**客観的に見る**ことができるように促すことが重要である。自分の物の見方や考え方を客観視できるようになると, 弁証法的行動療法にも良い影響を与える。客観視するために, 日記をつけてもらったり, 感情をグラフ化したりするように提案する。また看護師との会話で言語化を促すことも客観化につながる。

　対象者は対人不安や緊張があるために, 攻撃的になることや操作的になることがある。また, 看護師のチームワークを乱すような言動をすることもある。そのような時には, 感情的に巻き込まれないように看護師も客観的に考えるようにし, **距離を置いて接する**ことも大事である。

学習の課題

1. 不安症群のある人の看護について, なぜ, その援助方法が良いのかを考えてまとめてみよう。
2. 適応反応症のある人の看護について, なぜ, その援助方法が良いのかを考えてまとめてみよう。
3. 身体症状症のある人の看護について, なぜ, その援助方法が良いのかを考えてまとめてみよう。

引用文献

1) 髙橋三郎, 他（監訳）：DSM-5-TR 精神疾患の診断・統計マニュアル, 医学書院, pp 207-253, 2023.
2) 井上　猛：不安障害の薬物療法, 精神神経学雑誌, 114 (9)：1085-1092, 2012.
3) 前掲書 1), pp 285-318.

4) 石丸昌彦：ストレス関連障害と解離性障害. 精神医学特論（石丸昌彦 編），放送大学教育振興会，pp 112-114，2016.

5) 田中喜秀，他：ストレスと疲労のバイオマーカー，日本薬理学雑誌，137：185-188，2011.

6) 前掲書 1），pp 339-359.

7) 前掲書 1），pp 713-759.

8) 前掲書 1），p 736.

9 | 神経発達症群のある人の理解と看護

森　千鶴

《目標＆ポイント》
　DSM-5-TR において神経発達症群には，論理的思考，計画，抽象的思考など全般的精神機能の低下による知的発達症，言語症，語音症，コミュニケーション症，小児および児童期発症流暢症が含まれるコミュニケーション症群，自閉スペクトラム症，注意欠如・多動症，限局性学習症，発達性協調運動症，常同運動症，チック症群を含む神経発達運動症群，他の神経発達症群が含まれている。これらの疾患は発症しやすい遺伝的要因と環境的要因の相互作用による脳の機能の発達の障害であり，一生涯発達しないという訳ではないため，非定型発達という。他者との交流が上手くいかず，日常生活に困難をきたすために自尊感情が低下して抑うつとなり，そのために入院することが多い。これらの疾患の状態およびアセスメントを踏まえた看護について学習する。
《キーワード》　自閉スペクトラム症，限局性学習症，注意欠如・多動症（ADHD）

1.　自閉スペクトラム症のある人の理解と看護

（1）自閉スペクトラム症のある人のアセスメント

　自閉スペクトラム症は神経認知機能の障害であり，一卵性双生児の診断一致率は 37〜90％以上という報告があり，最近の遺伝率は 80％と推定されている。またアメリカにおける頻度は，人口の 1％と 2％の間であると報告されている。疫学的資料の男女比は 3：1 で男性に多い[1]。

　自閉スペクトラム症は，広汎にわたる脳機能の発達が定型的と異なる非定型的発達であることが明らかになっている。特に前頭前野の機能が

低下しており，物事を同時に処理したり，計画を立てて順序よく進めたりする機能である**実行機能**，**思考の柔軟性**，**衝動性のコントロール**等の機能の低下が認められる。一般に 9〜14 歳くらいになると，他者の感情を自分の感情から類推し，他者の行動を解釈・予測する機能である「**心の理論**」の機能を獲得するが，自閉症スペクトラム症のある人はその発達が遅れていることが明らかになっている[1]。

心の理論の発達の遅れと側頭葉の障害によるミラーニューロンシステムの障害，大脳辺縁系の障害のために**共感性**が乏しいことも指摘されている。さらに大脳基底核，小脳の障害により，感覚異常や**常同行動***が認められる。これらのことから自閉スペクトラム症の中核症状には，①**社会的コミュニケーションの障害**，②**限定された反復的な行動，興味，活動**がある。また関連症状として多動，衝動性，気分変動，運動失調，感覚過敏，不眠等が認められる[1]。社会的コミュニケーションの障害により同年代の子どもとの交流が不足することも多い。他者との交流が上手くいかないために学校に通えなくなり，自宅で引きこもってしまうこともある。また興味の対象が限定され反復的な行動をするために，定時に決められた行動がとれなかったり，興味のないことに目が向かず，学習が遅れることもある。これらのことから不登校や抑うつ状態になることも多い。

（2）自閉症スペクトラム症のある人の治療と看護

自閉スペクトラム症のある人の看護では，対象者のストレングスや特徴を生かして援助することが重要となる。

＊常同行動：ほか（外）から見ると意図がわからない，繰り返し行われる行動（言語，行為，姿勢）のことで，自閉スペクトラム症のある人は，自分の身体を手で叩いたり，つねったりすることや，身体をリズミカルに前後に揺する行動が見られる。

① 認知行動療法

　自閉スペクトラム症のある人のみのグループで，特徴を踏まえてグループワークを行う。グループワークでは内容を構造化し，視覚化した資料を用いる。自分の問題を理解して整理し，自分の考え方に気づくように促し，それ以外の考え方を看護師や他のメンバーから聞き，色々な考え方があることを理解できるようにする。対象者の発言について具体的で肯定的なフィードバックをする。これらのことを通して幅広い考え方や自己肯定意識や自分らしさを取り戻すことができる。

② 二次的障害に対する薬物療法

　自閉スペクトラム症に有用な薬物はまだ開発されておらず，二次的障害に対して薬物治療が選択される。すなわち不安や抑うつに対してSSRI（選択的セロトニン再取り込み阻害薬）や抗不安薬が処方されることがある。また，易刺激性や攻撃性には抗精神病薬であるリスペリドンやアリピプラゾールが，気分変動には抗てんかん薬であるクロナゼパムが用いられることがある[1]。

　看護師は処方通りの服用を促すとともに，対象者の薬物に対する思いを聞いたり，作用・副作用の出現に注意をする。

③ 言語化を促進し，視覚的に捉えられるようにする

　看護師は対象者が客観的に自分を見つめられるようにするために，様々なことに対する思いや考えについて言語化を促す。対象者が上手く伝えられない時には「こういうこと？」と言い換え，確認をする必要がある。看護師はゆったりとした気持ちで接し，焦らせないことも重要である。また対象者が良くできたことに対して褒め，賞賛する。さらに，紙に書くなど視覚的に理解できるようにする。また，表情と感情がつながるように，絵を描いて伝えることも有効である。対象者の状況は個別に異なるため，発達状況を見極め，対象者に応じたかかわり方をするこ

とが必要である。

④ できることを伸ばすかかわり

　本人のできないことや，苦手なことを無理に行うのではなく，本人が
できること，好きなこと（ストレングス）を伸ばすような支援が望まし
い。できないことを無理に行うことによって，自己肯定感や自尊感情が
低下し，二次的障害を招く恐れがあるからである。

⑤ ペアレント・トレーニング

　自閉スペクトラム症児をもつ親は，子どもの特徴を理解できないと，
「困った子」であると**焦りを感じたり**，「手に負えない」（**無力感**）と感じ，
子どもに厳しい罰を与えてしまい，**自己嫌悪を感じたり自信喪失**になる
ことも多い[2]。また，子どもに対する温かみのあるかかわりを徐々に失
い，拒否をすることになると，子どもはさらに反抗的な態度を見せ，強
情を張ることになる。このような状況が続くと子どもの自己評価が下が
り，自尊感情も低くなり，親子の関係も悪化する。このような時はペア
レント・トレーニングが有効である。ペアレント・トレーニングは，ア
メリカのバークレイ博士とフランク博士が実施していたプログラムを，
日本の国立精神・神経センター　精神保健研究所　児童・思春期精神保健
部のチームが我が国に適した形に作成したプログラムである。プログラ
ムは全 10 セッションから構成され，好ましくない行動の際に行う上手
な無視の仕方と褒め方，効果的な指示の出し方などを学習する。グルー
プは 4 歳〜10 歳くらいまでの児童をもつ両親 5〜8 名程度で構成する。
親が子どもの特徴や子どものもつ困難さを理解し，親と子がより良いコ
ミュニケーションのもとで家庭生活を送ることを目的としており，行動
療法理論に基づく行動修正に主眼を置いている[2]。プログラムの目的は
事前に伝えておくと良い[2]。

2. 注意欠如・多動症のある人の理解と看護

（1）注意欠如・多動症のある人のアセスメント

　DSM-5-TR では，**注意欠如・多動症**の診断基準として以下を挙げている[1]。不注意の症状と，多動性/衝動性の症状（A）が 12 歳までに存在していること（B）。また，症状がいくつかの場面で認められること（C）。症状のために学業や職業を損ねていること（D）。他の病気ではないことが確認されること（E）。

　不注意の症状としては，①様々なことに注意が向かない，②持続できない，③そのために課題などができない，というものである。また，**多動性/衝動性の症状**には，①じっとしていられず，常に手足を動かしている，②動作や行為の衝動が抑えられないなどである。これら不注意の症状，多動性/衝動性の症状が，それぞれ 9 つ挙げられ，その内 6 つ以上，6 か月以上にわたって持続していることが診断の要件になっている。注意欠如・多動症のある児の脳画像では，**前頭葉と大脳基底核の縮小**が認められ，**前頭葉のワーキングメモリが働いていない**という仮説やドパミンニューロンの機能異常という仮説もある[3]。また親子や一卵性双生児の発症率が高いことから遺伝的要因も考えられている。このように，注意欠如・多動症は脳の機能障害によって引き起こされるということは明らかになっているものの，具体的な要因や機序は解明されていない。

（2）注意欠如・多動症のある人の治療と看護

① 薬物療法

　2007（平成 19）年に認可された，情報の送信を助ける**メチルフェニデート塩酸塩**は，ドパミン，ノルアドレナリンに作用し，比較的即効性があり，学習などのやる気を起こしたり，ワーキングメモリに働きかけたり

するが，食欲不振などの副作用が起こる可能性もある。また，2009（平成21）年に認可された**アトモキセチン塩酸塩**は，ノルアドレナリンを活性化させ，不注意や多動性の改善に効果がある。しかし，効果が出現するまでに2〜8週間かかり，頭痛や悪心，食欲減退などの副作用が出現する可能性がある。

2017（平成29）年には，**グアンファシン塩酸塩**が認可された。本剤はノルアドレナリン受容体に作用し，注意力の散漫や衝動的で落ち着きがないなどの症状を改善するが，眠気などの副作用対策として夜間1回の内服での有効性が期待されている。本剤には血圧低下や徐脈といった副作用が生じることもあるので，医師の指示通りに服用することが重要である。

メチルフェニデート塩酸塩とアトモキセチン塩酸塩，グアンファシン塩酸塩はいずれも6歳以上の人に適用が認められている。

看護師は医師の指示通りに服用することを勧め，副作用が認められたら，勝手に服用を止めたりせず，医師に相談するように説明する。

② **ソーシャルスキルトレーニング**

ソーシャルスキルトレーニング（Social Skills Training：SST）は，適応的な対人行動や社会的スキルを学習する方法である。行動の構成要素には，相手に注意を向け，与えられた手がかりを読み取る**「受信」**，社会的な場面や語の文脈，習慣などを理解して社会的関係の発展を見通す**「処理技能」**，声の大きさなどを考えて自分の考えを正確に話す**「送信」**の3つがある。練習する行動の要素を明確にして教示し，お手本（**モデリング**）を示す。実際に対象者がお手本を見て真似をし（**ロールプレイ**），良くできた場合は正のフィードバックを行う。修正を要する場合には矯正のフィードバックを行い，繰り返し練習（反復学習）をすることが技法モデルとなっている。学習した行動を徐々に日常生活でも活用できるよ

うにする（般化）ことで行動を学習する。

③ ペアレント・トレーニング

自閉スペクトラム症の項を参照。

④ 順番を考えて説明する

対象者は注意の持続時間が短く，多くのことを一度に対処することができないため，伝える必要があることはできるだけ簡潔に伝えるようにする。また1つのことが終わった後に，次のことを話すようにする。自分で計画的に考えることが難しい場合も多いが，順番を考えて伝えることによって上手く対処できるようになる。興味のあることにとらわれている時には行動の切り替えが難しいため，一度注意を向けることができるように声をかけることが望ましい。また，一度に多くのことに目を向けることができないため，優先順位を考えられるように紙に書いたり，メモに書いて目につくところに貼ったりするなど，日常生活上の工夫も必要となる。

⑤ 得意なこと，興味のあることを促すかかわり

対象者の得意なこと，興味のあることはストレングスを活かす看護である。皆と同じことを同じようにすることは難しくても，興味があることに対しては集中できるので，自分の特徴としての興味のあることを伸ばすようなかかわりをすることが望ましい。また，対象者は固定観念にとらわれず，自由に考えることができるので，アイディアが豊富であることも得意なことといえる。また思い立ったら行動に移すこともできるので，「行動力がある」と評価されることもある。

⑥ 物品の保管表などを作成する

注意欠如・多動症のある人は物の片づけが苦手で，大事な物をなくしたり，しまい忘れたりしやすい。そのため保管場所を一定にするなどの工夫が必要である。また，物品の保管場所を明記した一覧表を目につく

ところに貼っておくと，物品の管理も可能になる。

⑦ **具体的に話しをする**

　注意欠如・多動症のある人に限らず，神経発達症群の人は抽象的なことを質問しても何を答えたらよいのかわからないこともある。たとえば，「今日はどうだったですか？」や「報告はきちんとしてくださいね」は，曖昧で抽象的な話しである。「今日は学校で何をしましたか？」や「○○について，▲▲さんに起こった順に伝えてくださいね」など具体的に話しをすると本人は返答がしやすくなる。

3.　限局性学習症のある人の理解と看護

（1）限局性学習症のある人のアセスメント

　DSM-5-TR では，①読字，②文章の意味，③書字，④文章の表出，⑤数学の概念，⑥数学的推論の6つの困難を挙げ，少なくとも1つが存在し，6か月以上持続していることを診断基準としている。限局性学習症が起きる原因は，明らかな脳損傷や精神疾患でなく，また学習の機会が少ないからでもない。大脳基底核の音韻処理の効率性，左前側頭回の音韻処理の熟達性が関与しているといわれており，その原因として遺伝子異常，出生前後の脳発育異常，出生前のニコチンへの曝露などが指摘されているが，詳細は明らかになっていない[4]。いずれにしても知的発達に明らかな遅れがないものの，「**読む**」，「**書く**」，「**聞く**」，「**話す**」，「**計算する**」，「**推論する**」の能力の内，特定のものの習得と使用に著しい困難を示す状態である。科目の不得意として認識されるか，あるいは気づかないまま過ごすこともある。しかし，言葉を理解できなかったり，手先が不器用で鉛筆を持つこができず文字を書くことができなかったりするために**語彙や知識が不足**し，**学業不振**を招く恐れがある。そのためにやる気をなくし，抑うつ，**自信喪失**などの**二次的障害**を招き，**不登校**にな

ることもある。また，自閉スペクトラム症や注意欠如・多動症を併発していることもある。

（2）限局性学習症のある人の治療と看護
① 早期診断と教育

　言葉や数字の概念など，発達の評価や心理検査を行うことによって，できるだけ早期に診断し，専門の教育を行う。しかし，子どもの「苦手」を「障害」と決めつけることも良くないため，保健センターや児童発達支援事業所などの専門の相談機関で相談をすることが望ましい。

② 二次的障害に対する支援

　限局性学習症と判断された場合には，二次的障害を起こさないように環境を調整することが大事である。また得意な部分であるストレングスを生かした職業選択をするなどの工夫が必要となる。もし，抑うつなどの症状がある場合には，抗うつ薬などを使用することもある。しかし，何よりもまず自分の特徴や傾向を理解できるように援助することが重要である。

学習の課題

1. 自閉スペクトラム症，注意欠如・多動症，限局性学習症の症状の違いをまとめてみよう。
2. 自閉スペクトラム症のある人の看護についてまとめてみよう。
3. 神経発達症群のある人の親への援助についてまとめてみよう。

引用文献

1) 髙橋三郎, 他（監訳）:DSM-5-TR 精神疾患の診断・統計マニュアル, 医学書院, pp 35-97, 2023.
2) 上林靖子（監）:こうすればうまくいく—発達障害のペアレント・トレーニング実践マニュアル, 中央法規, 2009.
3) 池谷裕二（監）:脳と心のしくみ, 新星出版社, pp 172-175, 2016.
4) 前掲書 1）, p 81.

10 | アディクション看護（1）

松下　年子

《**目標＆ポイント**》
(1) アディクションの本質（病理と種類）を学ぶ。
(2) アディクションの疫学と回復について学ぶ。
(3) システムズアプローチに基づく当事者および家族支援について学ぶ。
(4) アルコール使用症の治療と回復について学ぶ。
《**キーワード**》　アディクション，嗜癖，依存症，アルコール使用症，否認，システムズアプローチ，ハームリダクション，セルフヘルプグループ

1. アディクションの本質

　アディクションとは嗜癖のことである。嗜癖を辞書で調べると「あるものを特に好き好む癖」と記されている。すなわち，ある対象，物，行動，人に対して「のめり込む」「はまる」こと，加えてその「のめり込み」をコントロールできなくなることをいう（コントロール不全の病）。さらに，そのコントロール不全ゆえに「好き」「好む」の程度や，その結果としての状況や事態が常識を逸脱している場合をいう。似て非なる「嗜好」という言葉もあるが，嗜好に嗜癖のようなネガティブなイメージはない。

　なお，現在広く使われている「依存症」という呼称は，診断基準の ICD-10（国際疾病分類第 10 版）[1)]での「依存症候群」という病名に基づいている。このカテゴリーは「アルコール依存症」や「薬物依存症」など精神作用物質の摂取を前提としているため，ギャンブル・ゲームなどの行動・プロセスへの依存も含めて，広義の「アディクション」という呼称を別

途用いることがある。また，かつて「アルコール依存症」は「慢性アルコール中毒症」という病名で運用され，差別的な用語として「アル中」と呼ばれ，個人の意思や性格の問題として取り扱われてきた歴史がある。そのため，より病気としての意味合いを強めるために2023（令和5）年に発刊されたDSM-5-TR[2)]では，大項目「物質関連症及び嗜癖症群」内の，「アルコール関連症群」の「アルコール使用症」として病名変更され，周知されている。

　他の物質関連症の対象物質としては，カフェイン（カフェイン関連症群），大麻（大麻関連症群），幻覚薬（幻覚薬関連症群），吸入剤（吸入剤関連症群），オピオイド（オピオイド関連症群），鎮静薬，睡眠薬又は抗不安薬（鎮静薬，睡眠薬又は抗不安薬関連症群），精神刺激薬（精神刺激薬関連症群），タバコ（タバコ関連症群）等がある。一方，大項目「物質関連症及び嗜癖症群」の「非物質関連症群」としては，ギャンブル行動症の診断基準が記されている。このような行動への依存としては他に，クレプトマニア（窃盗症），インターネットゲーム行動症，自傷行為，ワーカホリック等がある。摂食症は大項目「食行動症及び摂食症群」に詳細が記されているが，その本質はアディクション（嗜癖）といえる。最後に人への依存や嗜癖があり，その代表が共依存である。性依存や虐待（小児虐待，DV（Domestic Violence：配偶者からの暴力），高齢者虐待，障がい者虐待）も同様，暴力という行為への依存であったり被害者への依存，場合によっては加害者への依存であったりする。

　もう1つ留意したいのは，物への依存はその物質を摂取するという行動への依存でもあるという点である（たとえばアルコールへの依存は飲酒行動への依存，薬物への依存は薬物を使用するという行動への依存）。結果，アディクションとは繰り返される不適切な行動障害という見方もできる。しかし，この第三者が可視化できる行動障害の根っこの部分は，

人への依存であり，アディクションの本質は対人関係障害である。

　次に，なぜ人はアディクションに陥るのかという点であるが，アディクションが成立するには，依存対象が存在することが大前提である。次に，依存行動のスタート時点で「快」を体験していることである。それは単純な「気持が良い」という快のみならず，解放感やリラックス感の場合もある。時に，苦痛や苦悩から解き放たれることであったりもする。いずれにせよそれを機に，初めの快体験と同レベルの，あるいはそれ以上の快（解放感，リラックス感，苦痛や苦悩からの解き放たれ）を求めて，どんどんはまっていくことになる。その根底には，「生きづらい」「今の苦しい状況から逃れたい」といった葛藤や現実回避のニーズがあり，次第に「そうしないではいられない」という強迫観念を伴ってくる。アルコール使用症者が最後の段階になると，必ずしも美味しくて酒を飲んでいるわけではない，「飲まないではいられない」という強迫感に煽られて，泣きながら飲んでいることも多い。DSM-5-TR の「アルコール使用症」の診断基準[3]を**表 10-1** に示した。**表 10-1** に挙げられている耐性と離脱症状は身体依存であり，物質関連症群の特徴的な症状といえる。一方，精神科医の洲脇 寛は行動への依存について，

・ある種の行動（多くは非適応的，非建設的な行動）を行わずにはおれない抑えがたい欲求あるいは衝動（craving）
・その行動を開始し終了するまで，他の事柄は目に入らず，みずからの衝動をコントロールできない（impairment of control）
・その行動のために，それに代わる（適応的，建設的な）楽しみや趣味を無視するようになり，当該行動にかかわる時間や，当該行動からの回復（行動をやめること）に時間がかかる
・明らかに有害な結果が生じているにもかかわらず，その行動を続ける
といった診断基準（案）を挙げている[4]。

表 10-1　アルコール使用症の診断基準

A．アルコールの問題となる使用様式で，臨床的に意味のある障害や苦痛が生じ，以下のうち少なくとも2つが，12カ月以内に起こることにより示される．

(1) アルコールを意図していたよりもしばしば大量に，または長期間にわたって使用する．

(2) アルコールの使用を減量または制限することに対する，持続的な欲求または努力の不成功がある．

(3) アルコールを得るために必要な活動，その使用，またはその作用から回復するのに多くの時間が費やされる．

(4) 渇望，つまりアルコール使用への強い欲求，または衝動

(5) アルコールの反復的な使用の結果，職場，学校，または家庭における重要な役割の責任を果たすことができなくなる．

(6) アルコールの作用により，持続的，または反復的に社会的，対人的問題が起こり，悪化しているにもかかわらず，その使用を続ける．

(7) アルコール使用のために，重要な社会的，職業的，または娯楽的活動を放棄，または縮小している．

(8) 身体的に危険な状況においてもアルコールの使用を反復する．

(9) 身体的または精神的問題が，持続的または反復的に起こり，悪化しているらしいと知っているにもかかわらず，アルコールの使用を続ける．

(10) 耐性，以下のいずれかによって定義されるもの：

   (a) 中毒または期待する効果に達するために，著しく増大した量のアルコールが必要

   (b) 同じ量のアルコールの持続使用で効果が著しく減弱

(11) 離脱，以下のいずれかによって明らかとなるもの：

   (a) 特徴的なアルコール離脱症候群がある（アルコール離脱の基準 A および B を参照）．

   (b) 離脱症候群を軽減または回避するために，アルコール（またはベンゾジアゼピンのような密接に関連した物質）を摂取する．

（略）

▶現在の重症度を特定せよ

軽度：2〜3項目の症状が存在する．

中等度：4〜5項目の症状が存在する．

重度：6項目以上の症状が存在する．

（日本精神神経経学会（日本語版用語監修），髙橋三郎・大野　裕（監訳）：DSM-5-TR 精神疾患の診断・統計マニュアル，医学書院，2023，pp535〜536 より一部改変して転載）

　そしてその具体例として，過食症，過食を伴う神経性無食欲症，ギャンブル癖，乱買癖，窃盗・万引き癖，過剰な性行動，性関係・性交渉の過剰，手首切傷，虐待（幼児・配偶者・老人など）を列記している。

　なおアディクションが成立するには，依存対象の存在，快の体験の次に，依存行動を継続できる環境が必要である。この環境の中には人的環境も含まれる。たとえば，アルコール使用症の夫（妻）が常識を逸脱した飲酒行動を続けるには，酔っぱらった夫（妻）の世話をしてくれる人，酩酊して動けなくなった夫（妻）を介抱したり，翌朝会社に電話して「（本人の）体調が悪いから本日は会社を休ませてください」と謝罪する妻（夫）がいることが少なくない。結果的に，本人の依存行動の継続を可能にさせてしまう人，イネイブラーである。イネイブリングとは，本人の依存行動を可能にすることをいう。

　加えて，アディクションの成立には，当事者の「依存したい」「依存しないではいられない」という心性が不可欠である。依存する心性があるとしたら，その逆の心性は何であろうか。依存の逆なので「自立」である。すなわち，「依存したい」「依存しないではいられない」という心性は，「自立したい」「自立しないではいられない」という心性の対極にある心性といえる。ここでいう「自立」とは，自分が食べる分を自分で稼ぐとか，自分の足で歩くというような意味合いではない。自分の無力を知っていて，それを受け入れ，そのような無力な自分でも良しと思えることである。さらに，自分の無力な部分は他者に対して対等な立場でSOSを求められること，その代わりに自分が担える部分は責任をもって遂行することである。仮に担ったことをやり遂げられなかったとしても，その結果を自分で引き受けること，特に，結果として生じた負の感情を自分で抱え続けられることである。それができないと，対象に依存しないではいられなくなる。人は，己の負の感情から逃避したくて対象に依

存する。

　アディクションはコントロール不全の病であり，否認の病であり，喪失の病である。また，家族の病であり，世代間連鎖する病，死に向かって確実に進行していく病といわれている。否認の病は，たとえばアルコール使用症者が，自分がアディクト（アディクションの当事者）であることを認めたら酒を飲めなくなるので必死に否認する様をいう。厳密にはそれが第1の否認である（「私は依存症ではない，大丈夫」）。しかし飲酒を巡る失態が重なり，いよいよもってアルコール使用症であることを認めないわけにはいかなくなると，依存症であることは認めるが，それでも「自分はアルコールのことさえなければ何も問題はない」といって，問題の核心部分を否定する。第2の否認である。アディクションは「生きづらい」という生き方の問題であって，酒や薬はそこから逃れるための小道具の1つに過ぎない。根底には対人関係障害という問題がある。だからこそ，その苦しみを薄らげてくれる酒や薬物，依存行動が必須なものになるわけである。次の，喪失の病であるが，喪失するのはまずは他者からの信頼であり，家族の絆であり，健康，仕事，最後が命である。死に向かって確実に進行していく病，すなわち時間をかけた自殺行為であることは間違いない。ちなみにアルコール使用症者の平均寿命は短く，これは過度な飲酒が肝炎，肝硬変，膵炎，食道静脈瘤などの身体疾患を招くのに加えて，飲酒による事故や自殺が少なくないことが影響している。

　次に家族の病とは，家族が病んでいるからアディクトがSOSをあげているという解釈である。個人ではなくあくまでも家族というシステムに何が起きているのかという視点で捉え，そのような考え方に基づいて解決策を模索する。個人ではなく家族というシステムに，変化を起こすために介入するのがシステムズアプローチである。ここでは，犯人捜し

をしない（家族メンバーの誰が悪いという見方をしない）ことが大前提となる。さらに，もし家族というシステムが病んでいるとしたら，その病理は次の世代のシステムにも伝播されていく。実際，アルコール使用症の父親をもつ息子は父親と同じアルコール使用症になりやすかったり，娘がアルコール使用症者ないし他のアディクトとペアになりやすい，結婚しやすいという話はよく耳にする。父親の生き方（アルコールに依存しながら生きる方法），母親の生き方（酒に依存する夫の「世話を焼く」ことに依存する母親）を，子どもは親からダイレクトに学んでしまう。親の背を見て子は育つという言葉のとおりである。したがって，依存症対策の大きな目的は，いかに次世代にアディクションの病理が伝播されるのを防ぐかである。なおここでいう「世話を焼く」とは，コントロールすることを意味する。最後にもう 1 つ加えるならば，アディクションはコントロール不全の病であるとともに，コントロールの病でもある（コントロールしないではいられない心性，コントロールやパワーへの依存）。

2. アディクションの疫学とアディクションからの回復

　2021（令和 3）年の国立精神・神経医療研究センターの NDB データによると，アルコール依存症者の精神入院患者数は 26,020 人，精神外来患者数は 107,912 人である[5]。これらは氷山の一角であり，水面下には医療につながっていない多くのアルコール使用症者がいる。中には，最後まで医療機関に行き着かずに死亡してしまった人，医療機関につながってもその後ドロップアウトしてしまった人，医療機関に登場せずとも辛うじてセルフヘルプグループにつながっている人もいる。医療者の前に現れた使用症者はほんの一握りの人たちであることを銘記しておくべきである。

　次に薬物使用症者数であるが,「令和5年における組織犯罪の情勢（確定値版）」[6] などによると, 覚醒剤事犯の検挙人員は覚醒剤乱用期以降, 減少傾向にあったが, 近年はさらに減少して2023（令和5）年時点で5,914人である（その中で暴力団構成員率は32.9％）。次に大麻事犯は, 危険ドラッグの流行があった2009（平成21）年〜2013（平成25）年頃に一時的に下火となったが, 基本的には増加が続いている。2023（令和5）年は6,482人と過去最多であった（年齢別では20〜29歳と20歳未満が最も多く増加傾向にあり, 次が30〜39歳）。危険ドラッグの乱用は2000年代後半より広がり始め, 2011（平成23）年頃からインターネットやSNSの普及に伴って乱用者が急増した。2013（平成25）年以降の指定薬物の包括指定に伴い検挙数も急増したが, 2015（平成27）年以降は減少傾向にあった。ただし世界的な医療大麻の合法化に伴ってか, 2023（令和5）年の危険ドラッグ乱用者の検挙人員は395名と増加した（年齢別では20〜29歳が最も多く, 次が30〜39歳）。

　我が国の精神科病院では, アルコール使用症の専門病棟をもつ病院は散見されるが, 薬物使用症専門の治療病棟を有する病院は少ない。したがって多くの場合, 薬物使用症者はアルコール使用症病棟に入院する。同じアディクションという枠組みの中で集団精神療法を受けるが, 主体は認知行動療法や動機づけ面接法が用いられている。認知行動療法では, 人が不適切な行動に及ぶ時, まずは現象を掌握（感知）して, その意味を解し（認知）, その認知に相応しい感情を生起して行動に至ると捉える。したがって最後の行動を修正するには, 認知の仕方を変えればよいと考える。その人の歪んだ認知を修正するか, 別の認知の仕方があることを学んでもらう。動機づけ面接法では, 使用症者は否認が強く, いくら周りが断酒・断薬を強いても反発するだけのことが多く, それよりも自ら「やめよう」という動機をもってもらうことが必須であると考える。本人

が自分で選択，決意し，自分で実行に移すことができるよう支援してい
くのが動機づけ面接法である。

　さて，物質使用症の回復率（断酒率・断薬率）はどこの国でも，いか
なる時代でもおおよそ 2〜3 割といわれている（我が国の最近の報告に
て，退院後 1 年の断酒率は 30%）。それは 7〜8 割の人がドロップアウト
することを示している。再飲酒や再使用をスリップやリラプスというが，
数回のスリップがあっても再度断酒・断薬を続けられること，なぜスリッ
プしてしまったのかを振り返り，2 度とスリップしないために今後何を
する必要があるのかを学ぶことが大切である。つまり，スリップという
体験を無駄にせず，学びの機会や資源にするわけである。ただし現実は，
数回のスリップを経て順調に回復に向かう人ばかりではない。時には，
頻回に再入院を繰り返す人もいる。そもそも「やめられない」からこそ
病気であるにもかかわらず，また「やめられない」病気であるにもかか
わらず，「(100%)やめる」ことを治療として求めざるを得ないところに，
無理がある。そのように考えると，7〜8 割の人がドロップアウトするよ
うな，7〜8 割の人を「回復できなかった人」とカテゴリー化してしまう
回復の定義自体を，変更する必要があるのかもしれない。とはいえ，節
酒は結果的に連続飲酒となり，断酒をゴールとするのも譲れない原則で
ある。したがって近年は，断酒，断薬をゴールとしつつも，少しでも本
人の心身へ悪影響が少ない依存対象に移行すること，少しでも依存の程
度を軽減できることを良しとする考え方，ハームリダクションの理念が
侵透している。メサドン置換療法やブプレノルフィン置換療法もある意
味では，ハームリダクションに基づいた治療法の 1 つである。依存性の
強いオピオイドの使用症者の使用薬物を，オピオイドから少しでも依存
性の低いメサドンやブプレノルフィンに置換させていく，場合によって
はそのまま依存性の低い薬物を使用し続ければよしとする考え方であ

る。もう1つの例としては，静脈注射の薬物使用症者が薬物を使用する（注射する）のは避けられないとしても，せめて感染症を併発しないように清潔な注射器を使用してもらうといったサポートである。

　アディクションからの回復について最後に留意したいのは，誰の回復かという観点である。家族の病であれば家族の回復，本人の病であれば本人の回復である。そして家族の回復，本人の回復と表現した時にそれが意味するのは，回復は家族の，あるいは本人の責任であり義務であるということである。人は誰でも病気になった時は仕事を休むように，学業を休むように助言され，仕事や学業からしばらく離れて休養する「権利」を獲得する。しかしそれとともに，病から回復するためにしっかり休養するという「責任」，治療や療法に臨む「義務」が生じる。アディクションも同じである。したがって，周囲の者が当の本人や家族の権利を奪うこともできなければ，代わって義務を果たすわけにもいかない。対象が自立する機会を奪ってはならないという大原則である。

　もとより次のような比喩がある。「アディクションからの回復は，本人の回復が最も早く，次が家族で，最も遅いのが専門職者（援助職者）である」というものである。これは，物や行動に依存している本人は客観的にわかりやすいので，本人は否が応でも問題に直面することになるが，「誰々のために（私は）頑張っている，尽くしている」という大義名分があると，それがアディクションであることが，本人はもちろんのこと第3者も気づきづらい。その分家族や援助職者は，自身の依存や共依存の問題に直面することなく，人の問題に関心を向け，人の問題解決のためにエネルギーを投じ続けてしまいやすい。自分の問題に直面するよりも，他者の問題に振り回されている方が楽なのである。それだけ自分の問題，すなわち，これまでの苦い体験や，それに伴うさみしさや恥，自責の感覚，自信のなさや心もとなさ，見捨てられ不安や不全感といった，消し

てしまいたいような感情の渦には完全に蓋をしておきたいのである。

3. システムズアプローチ

　システムズアプローチの原則は，事象や対象をシステム単位で捉え，システムの「機能」をいかに良い方向にもっていくかという観点で働きかけることである。より良く機能するには最低限度のシステムとしての形態も必要であり，ある程度は外から風通しを良くしなければならない。つまり外界との間にあるバウンダリーがどれだけ脆弱であったり（枠組みがない），強固であるか（柔軟性がない）が大切になる。ここで，システムの 5 つの特性を明示しておく。

① システムを構成する要素は相互に作用（影響）し合う関係にある。
② システムは部分に還元することができない。
③ システムは動態であり，何かしらの方向性を有する。
④ システムは複数の下位システムから構成されているが，それらは相互に作用し合い，調和して，1 つのまとまりとして存在する。
⑤ 新しい全体は，各要素にはない特性をもつ。

　人と人との関係，集団や組織を以上の特性をもつシステムとしてみなして，人や集団の成長や病理をシステムの変化という観点から査定し，支援方法を見出していくのがシステムズアプローチである。まずは，家族という最小単位のシステムがより良く機能するためのありようを，それを実現するサポートの在り方も含めてアセスメントしていくことが求められる。事例を紹介する。

【事　例】
　父親の A さんは 40 歳代の営業マンである。若い頃から飲酒習慣はあったが，今の職場に就職してからは接待などで毎晩飲酒するようになり，その量も次第に増えていった。長男が小学校の高学年に進級した頃

にはすでに膵炎と診断され，かつ会社で飲酒がらみのミスを上司からたびたび指摘されるようになった。母親（妻）は専業主婦で，長男の下には長女がいる。

　結局Aさんは飲酒が止まらず，会社を辞めさせられてしまう。母親はアルバイトでスーパーのレジを始めたが，気が荒んだAさんは朝から飲酒し，パートから帰る母親をなじるようになる。そうこうしているうちに長男の不登校が発覚した。登校しているように見えたが実は中学校に行かず，近くの公園で時間を潰していた。学校より連絡を受けた母親はあわてて担任教員を訪ね，学業不振と不登校，いじめの問題を知ることとなる。

　その後，両親の見守り，教員や養護教諭の支援があって5か月後には長男も，ぼつぼつ登校できるようになり，仲の良い友人もできた。やっと落ち着いたと思った矢先に今度は，小学校から長女のことで両親は呼び出された。最近は1人でいることが多く，給食をまったく食べようとしない，時々，よそわれたおかずを捨てているようだという。本人に問うと「太りたくないから」と言うが，長女の体型はむしろ年齢からみて痩せているくらいである。長女はその後，スクールカウンセラーが丁寧にかかわる中で次第に給食も食べるようになり，受診した精神科クリニックでも「一時的なものだったようですね，しばらく様子を見てもよいでしょう」と言われる。こうして子どもたちが次々と問題を呈する中で，その時ばかりはAさんと母親はそれなりに協働体制を組み，問題解決に向けて奮闘するのであった。

　この家族に何があったかを考えると，結局，子どもたちの問題行動が生じることで，少なくともAさんの飲酒に起因した夫婦の絆がそれ以上崩れることは防がれていたことになる。家族というシステムを構成するAさんと他の家族メンバーは，相互に影響し合いながらも，家族全体

としての方向性や結末をわかっているかのように，また，システムが崩壊するのを回避するかのように動いていた。1つのまとまりとしてのシステムの力，この場合は，壊れないという強靭力を発揮していた。

4. アルコール使用症の治療と回復

　アルコール使用症者の中で，アルコール使用症がメインの診断名で一般病院に入院治療する人は必ずしも多くはない。もし身体科病棟でアルコール使用症者に出会ったら，その看護師の役割は入院に至った原因疾患（身体疾患）の看護とともに，①アルコール使用症は治療対象の病気であること，②精神科病院や専門病棟，セルフヘルプグループにつながらない限り回復が難しいこと，③放っておけばいずれ再入院となること，④病気の進行は避けられないこと，⑤いずれは死に至る病であることを説明し，⑥「治癒はしないが回復できる病」であることを伝え，飲酒を続けることのメリットとデメリットを一緒に考えて，患者自らが断酒を動機づけられるよう支援することが大切である。そして専門病院や専門病棟で治療を受けられるよう準備する。セルフヘルプグループを紹介することも重要である。

　次に，精神科急性期治療病棟やアルコール専門病棟での看護は，離脱期の看護と，その後の教育入院に相当する時期の看護が考えられる。前者の場合は身体管理が中心になる。ここで「新アルコール・薬物使用障害の診断治療ガイドライン」[7]より「解毒に関して推奨される薬物治療」と，「再発予防に関して推奨される薬物療法」を表にまとめたものを掲示する（**表 10-2，表 10-3**）。

　一連の離脱症状以外にもアルコール性精神障害として，①アルコール幻覚症（離脱症状とは異なり意識混濁はない，被害的な幻聴が数週間続く），②アルコール嫉妬妄想（配偶者の不貞を確信する妄想），③コルサ

表 10-2　アルコール依存症の解毒に関して推奨される薬物治療

- アルコール離脱症状の治療の第一選択は，ベンゾジアゼピン系薬物（BZD）である。その際，高齢者でない限り，ジアゼパムなどの長時間作用性 BZD の使用が推奨される。
- 離脱症状に対する薬物治療の適応や減量に関しては，離脱症状の程度と薬物の効果を繰り返し観察しながら，適切な使用量を決定する。その際，CIWA-Ar のような離脱症状の重症度評価スケールを使うことも推奨される。
- 通常は，ジアゼパムで 1 回 2～10 mg，1 日 3 回投与で開始し，症状に応じて漸減してゆく。
- 離脱症状が軽度な場合（たとえば CIWA-Ar が 8 点未満）など不要なケースには，薬物治療を行わない。
- BZD の使用にリスクを伴うケース（たとえば，慢性呼吸器疾患，重症肝硬変，黄疸などを伴うケースや高齢者）で離脱症状の治療が必要な場合には入院治療を考慮する。
- 振戦せん妄，離脱けいれん発作，過去に振戦せん妄または離脱けいれん発作の既往のある場合，他の薬物依存症を合併する場合も入院治療を考慮する。
- 振戦せん妄の治療に関し，欧米では BZD の大量投与が推奨されている。我が国では，コンセンサスレベルのエビデンスではあるが，けいれん閾値に影響の少ないハロペリドールや非定型抗精神病薬が BZD と併用されてきている。
- 離脱けいれん発作を起こした場合またはその既往のある場合は，他の離脱症状が軽症であっても，上記のように BZD を使用する。
- BZD は，症状の改善とともに減量し，使用は原則的に 7 日以内とする。また，離脱症状が遷延する場合でも，その使用は 4 週間を超えないようにする。
- 患者の栄養状態を考慮し，必要な場合にはチアミンを投与する。
- 高齢者の治療には，ロラゼパムのような短時間作用性 BZD を使用する。その際，使用量は上記ジアゼピン量の 1/2～2/3 程度（ロラゼパム換算：1 回 0.25～1.6 mg）とする。
- 離脱症状の治療が必要な妊婦についても，BZD の使用が推奨される。

（新アルコール・薬物使用障害の診断治療ガイドライン作成委員会（監修）：新アルコール・薬物使用障害の診断治療ガイドライン，新興医学出版社，2018，p22 より改変して作成）

コフ症候群（ビタミン B_1 欠乏によって生じる記銘力障害・見当識障害・作話），ウェルニッケ脳症（眼球麻痺・体幹失調・せん妄），ペラグラ脳症（ニコチン酸欠乏によって生じる皮膚炎・下痢・認知症）等の健忘症

表 10-3　アルコール依存症の再発予防に関して推奨される薬物治療

治療目標が断酒
●アルコール依存症の治療目標は，原則的に断酒の達成とその継続である。
●アカンプロサートが第一選択薬である。1 回 333 mg 錠を 2 錠，1 日 3 回食後に服用する。服用期間は原則的に 6 カ月であるが，必要に応じてさらに延長も考慮する。
●ジスルフィラムやシアナミドは，断酒への動機づけがある患者に使用する第二選択薬である。使用に際しては，その作用機序や副作用について十分に説明する。特にシアナミドは肝障害を引き起こしやすいので，肝機能のモニターをしながら使用する。服用期間は 6〜12 カ月とする。
●断酒を維持するために，薬物のアドヒアランスを高めるように配慮する。
●心理社会的治療の併用も，断酒の維持に重要である。
治療目標が飲酒量低減
●軽症の依存症で明確な合併症を有しないケースでは，飲酒量低減が治療目標になりうる。
●より重症な依存症のケースであっても本人が断酒を希望しない場合には，飲酒量低減を暫定的な治療目標にすることも考慮する。その際，飲酒量低減がうまくいかない場合には断酒に目標を切り替える。
●治療薬物としてナルメフェンを考慮する。
●毎日の飲酒量のモニタリングなどの心理行動療法の併用が重要である。

（新アルコール・薬物使用障害の診断治療ガイドライン作成委員会（監修）：新アルコール・薬物使用障害の診断治療ガイドライン，新興医学出版社，2018，p23 より改変して作成）

候群がある。

　次に，教育入院に相当する時期になると，心理教育的なアプローチとして複数のプログラムが用意されている。患者はアルコール使用症に関する知識や，そこから生じる多様な問題とその解決に関する知識を習得し，また，日々の日課を通じて規則正しい生活習慣を獲得し，集団精神療法を通じていかに飲酒に頼らず生きていくか，ストレスに対峙するか，他者と関係性を構築するかを学ぶ。入院中より徐々にセルフヘルプグループへの参加を促し，退院後もそれを継続して社会生活が送れるよう準備する。場合によってはジスルフィラムやシアナミドなどの抗酒薬が

使用される。これらの薬剤を内服して飲酒すると厳しい自律神経症状が出現して苦しむことになるので，飲酒のストッパーとなる。ただし，このメカニズムについて事前に，しっかりインフォメーションすることが大切である。退院後は，通院治療の継続，自助グループへの参加継続が目標とされる。なお最近は飲酒欲求を抑える薬物や，節酒を導く薬物も処方されている。

　なお，我が国では一般的に，離脱期対応も含む久里浜式 ARP（Alcoholism Rehabilitation Program）（1963（昭和 38）年より国立病院機構久里浜医療センターでスタートした 3 か月のアルコール使用症治療システム）が広く導入されている。ARP は離脱症状や身体合併症治療を主体とした I 期治療と，集団精神療法を中心に社会復帰療法を行う II 期治療で構成され，最初の 1 か月間で身体症状の消失を，その後の 2 か月間で断酒継続をベースとした生き方の習得を目指す。入院治療は開放病棟で行うことが原則である。また，集団精神療法ではマトリックスモデル（認知行動療法）をベースとして，変化のステージモデルを取り入れている。なお近年，同センターでは，インターネットゲーム行動症に対する治療も積極的に行っている[8]。

　最後に日本の代表的なセルフヘルプグループには，断酒会や AA（Alcoholics Anonymous：無名のアルコール依存症者たち）がある。前者は日本独自のセルフヘルプグループなのに対して，後者は世界共通のアルコール使用症者のためのセルフヘルプグループである。1935（昭和 10）年，アメリカのオハイオ州アクロンで出会った 2 人のアルコール使用症者，ビルとボブが始めた活動で，その後アメリカ全体に，さらに世界各国に広まり発展してきた。AA には回復プログラムとして「12 のステップ」があり，単に断酒するだけではなく，酒を必要としない新しい生き方に至ることが目指されている。断酒会も目指すところは同様である。

ところで，断酒会や AA はミーティングを中心とした活動であるが，他に，スタッフの大半が回復者で構成されているアルコール依存症者のための中間施設もあり，MAC（メリノールアルコールセンター）などはその 1 つである。

　本章の執筆にあたり，医療法人社団明善会　飯田橋榎本クリニックの PSW，林　開様から実践体験をお聞かせいただいた。

学習の課題

1．アディクションの本質（病理と種類），またアディクションの多様化を理解しよう。
2．誰もがアディクションを抱えることがあり得る。予防が最も大切であるが，その具体案を政策面も含めて考えてみよう。
3．アディクションからの回復は可能である。また治療や対処法が長年積み重ねられてきた。特に近年は，断酒のみを目指すのでなく，ハームリダクション等の観念が重視されている。援助者としてどのようなことができるのか考えてみよう。

引用文献・ウェブサイト

1）融　道男，他（監訳）：ICD-10 精神および行動の障害—臨床記述と診断ガイドライン（新訂版），医学書院，2005.
2）日本精神神経学会（日本語版用語監修），髙橋三郎・大野　裕（監訳）：DSM-5-TR 精神疾患の診断・統計マニュアル，医学書院，2023.
3）前掲書 2），pp 535-536.
4）洲脇　寛：嗜癖行動障害の臨床概念をめぐって，精神神経学雑誌，106（10）：1307-

1313, 2004.

5) 国立精神・神経医療研究センター：NDB データ［2021（令和 3 年）］
https://view.officeapps.live.com/op/view.aspx?src=https%3A%2F%2Fwww.
ncnp.go.jp%2Fnimh%2Fseisaku%2Fdata%2Fassets%2Fexcel%2FTables_
f2013_2021_ver1.0.xlsx&wdOrigin=BROWSELINK（最終閲覧日 2024 年 7 月
29 日）

6) 警察庁組織犯罪対策部：令和 5 年における組織犯罪の情勢（確定値版）.
https://www.npa.go.jp/publications/statistics/kikakubunseki/r5jousei
20240408.pdf（最終閲覧日：2024 年 7 月 28 日）

7) 新アルコール・薬物使用障害の診断治療ガイドライン作成委員会（監修）：新ア
ルコール・薬物使用障害の診断治療ガイドライン，新興医学出版社，pp 22-23,
2018.

8) 樋口 進（監修）：アルコール・薬物・ギャンブル・ゲームの依存ケアサポート—
保健・医療・福祉のために，pp 212-253，講談社，2023.

11 | アディクション看護 (2)

松下　年子

《**目標＆ポイント**》
(1) 薬物使用症の治療と看護と回復の実際を学ぶ。
(2) ギャンブル行動症とクレプトマニア（窃盗症）について学ぶ。
(3) インターネットゲーム行動症について学ぶ。
(4) 自傷行為を繰り返す人への看護を学ぶ。
(5) 共依存と虐待（小児虐待・DV・高齢者虐待・障がい者虐待）の関連と対応を学ぶ。
(6) 神経性やせ症・神経性過食症の病態と治療と看護，家族への支援について学ぶ。
《**キーワード**》　薬物使用症，ギャンブル行動症，クレプトマニア（窃盗症），インターネットゲーム行動症，自傷行為，共依存，世代間連鎖，神経性やせ症，神経性過食症

1. 薬物使用症と看護

　依存対象となる薬物には違法薬と市販薬，処方薬がある。我が国で特異的に蔓延した非合法薬物が覚醒剤である。戦後の「第1次覚醒剤乱用期」を皮切りに，1970年代には「第2次覚醒剤乱用期」に突入，1995（平成7）年前後からは「第3次覚醒剤乱用期」に至った。他にもシンナーなどの有機溶剤乱用，近年は大麻やMDMA（錠剤型合成麻薬），危険ドラッグの乱用者が急増した。これらの大半は非合法の薬物であるから携帯・使用すれば犯罪に相当する。しかし薬物使用症は，疾患ゆえに司法モデルのみならず，医療モデルをもってアプローチする必要がある。たとえ

ば薬物使用症者がいくら刑に服しても，依存症の治療やトリートメントを受けなければ再発（再使用）するのは目に見えている。昔，日本において薬物事件の受刑者は刑の執行対象者であって治療の対象者ではなかった。したがって刑務所を出所した当事者が，再入所を繰り返すという回転ドア現象が続いた。このような事情はアメリカでも同様であり，アメリカでは各州にドラッグ・コート（薬物使用症者のみを対象とする裁判所）が設置されている。ここでは薬物事犯のみの犯罪者に対してはストレートに刑務所収容せず，裁判所が本人に治療命令を出し，本人の同意があれば1〜2年ほどトリートメントセンターに入所あるいは通所させるというプログラムが用意されている。日本では考えられないが，トリートメントが終了すると本人は犯罪歴も残らない。そして着眼したいのは，地域でトリートメントを受けた犯罪者の方が，刑務所で処遇された者よりも再犯率が低いという事実である。薬物使用症者を犯罪者という観点からのみ処遇しても，不十分であることを示している。

　次に市販の鎮咳薬や鎮痛薬，感冒薬などの乱用，特に着眼されているのが処方薬依存である。自ら同時期に複数の医療機関を受診して処方薬（向精神薬）を入手しようとするケースもあれば，医師が漫然と向精神薬を処方し続けて生じた常用量依存もある。いずれにせよ現代のように薬物が入手しやすい社会にあって，特に違法薬物に関してはただ単に「使ってはいけない」だけでなく，「それでももし使ってしまったら，相談しなさい（相談してOK）」というメッセージが不可欠であろう。もちろん合法薬物であっても，使用が止まらなければSOSを出してOKということを周知することが大切である。

　最後に加えたいのが，どれだけ薬物を使用したくても薬物がなければ依存は成り立たないことである。逆にいえば，薬物が存在するところでは使用症が発生しやすいということである。したがって麻薬を取り扱う

表 11-1　代表的な依存性薬物の特徴

中枢作用	薬物のタイプ	精神依存	身体依存	耐性	催幻覚	精神毒性	法的分類
抑制	アヘン類	ᄈ	ᄈ	ᄈ	－	－	麻薬
抑制	バルビツール類	ᄈ	＋	＋	－	－	向精神薬
抑制	アルコール	＋	＋	＋	－	＋	その他
抑制	ベンゾジアゼピン	＋	＋	＋	－	－	向精神薬
抑制	有機溶剤	＋	±	＋	＋	ᄈ	毒劇物
抑制	大麻	＋	±	＋	ᄈ	＋	大麻
興奮	コカイン	ᄈ	－	－	－	ᄈ	麻薬
興奮	覚醒剤	ᄈ	－	＋	－	ᄈ	覚醒剤
興奮	LSD	＋	－	＋	ᄈ	±	麻薬
興奮	ニコチン	ᄈ	±	ᄈ	－	－	その他

（成瀬暢也：薬物依存—現状と新しい治療的アプローチ，精神医学，60（2），2018，pp141-152 より転載）

　医療職者は，依存性薬物の危険性を熟知しておく必要がある。なお一般的に薬物使用症者が精神科病院に入院する時，本人は薬物乱用に基因する精神症状を呈している。薬物の離脱症状ゆえに精神科急性期治療病棟や依存症専門病棟が対象となる。**表 11-1**[1]は，アルコールとニコチンも含めて，代表的な依存性薬物の特徴をまとめたものである。

　薬物使用症の治療と看護（離脱期・渇望期）としては，まず離脱期の精神病状態に対しては薬物療法（向精神薬）を中心に全身管理とリスクマネジメントを行う。離脱症状の観察とともに心身の安静を確保して自己洞察を促す。身体症状ないし身体疾患の合併症にも留意する。家族への支援も大切である。家族にはしっかり休養をとってもらい，家族教室等に参加してもらう。さらに渇望期には，患者の易刺激性，易怒性，情緒不安定が顕著になるので，支持的な態度で信頼関係を築いてコミュニ

ケーションを図る。さらなる自己洞察を促すとともに，プログラムの出席を守ってもらい（使用症について理解するとともに，断薬が動機づけられることを目指す），セルフヘルプグループへの参加を勧める。看護チームで対応する際は，対応の枠組みを定め，患者の言動に振り回されないようにする。なお女性の薬物使用症者の場合は，摂食症群やアルコール使用症などを併発していることが多いので（クロスアディクション），合併症に対する治療，看護も必要である。クロスアディクションとは，複数の対象に嗜癖している状態をいう。なお，アメリカでマトリックス・モデルに準拠した認知行動療法の有用性が報告されて以降は，これをベースとした集団精神療法がプログラムとして導入されている。家族に対しては「共依存」について勉強してもらい，患者の自立を促すことの重要性を理解してもらえるよう支援する。

　退院後はいかに断薬を継続するかが課題となる。薬物使用症のセルフヘルプグループとしては NA（Narcotics Anonymous）があり，中間施設としてはダルク（DARC：Drug Addiction Rehabilitation Center）がある。これらの社会資源を利用することと，薬物使用症者は就労などの社会経験が少ない人が多いことから，就業支援などのリハビリテーションも必要である。家族関係の修復を支援するとともに，抑うつ・焦燥感・身体的愁訴やスリップ（再使用）への対応も求められる。なお家族のセルフヘルプグループもあるので，それらを紹介してもよい。

2．ギャンブル行動症とクレプトマニア（窃盗症）

　ギャンブル行動症は，DSM-5-TR では**表 11-2**[2]のように定義されている。ギャンブルは洋の東西を問わず，古代より文化の 1 要素（娯楽）として位置づけられてきた。カジノのように国やその地域の主要産業として繁栄してきたギャンブルもある。非合法賭博（暴力団）や犯罪に関

表 11-2　ギャンブル行動症の診断基準

A．臨床的に意味のある機能障害または苦痛を引き起こすに至る持続的かつ反復性の問題賭博行動で，その人が過去 12 カ月間に以下のうち 4 つ（またはそれ以上）を示している.
 (1) 興奮を得たいがために，掛け金の額を増やして賭博をする必要
 (2) 賭博をするのを中断したり，または中止したりすると落ち着かなくなる，またはいらだつ
 (3) 賭博をするのを制限する，減らす，または中止するなどの努力を繰り返し成功しなかったことがある.
 (4) しばしば賭博に心を奪われている（例：過去の賭博体験を再体験すること，ハンディをつけること，または次の賭けの計画を立てること，賭博をするための金銭を得る方法を考えること，を絶えず考えている）.
 (5) 苦痛の気分（例：無気力，罪悪感，不安，抑うつ）のときに，賭博をすることが多い.
 (6) 賭博で金をすった後，別の日にそれを取り戻しに帰ってくることが多い（失った金を"深追いする"）.
 (7) 賭博へののめり込みを隠すために，嘘をつく.
 (8) 賭博のために，重要な人間関係，仕事，教育，または職業上の機会を危険にさらし，または失ったことがある.
 (9) 賭博によって引き起こされた絶望的な経済状況を免れるために，他人に金を出してくれるよう頼む.
B．その賭博行動は，躁エピソードではうまく説明されない.
（略）
▶現在の重症度を特定せよ
 軽度：4～5 項目の基準に当てはまる.
 中等度：6～7 項目の基準に当てはまる.
 重度：8～9 項目の基準に当てはまる.

（日本精神神経学会（日本語版用語監修），髙橋三郎・大野　裕（監訳）：DSM-5-TR 精神疾患の診断・統計マニュアル，医学書院，2023，pp642～643 より一部改変して転載）

連して社会問題化されたこともあった。現在日本ではパチンコ，パチスロ，競馬，競輪，競艇などが公認されているが，ギャンブルを楽しむ人とギャンブル行動症者数は確実に増加しているという。ギャンブル行動症は行動のアディクションゆえに，物質使用症のようにアルコールや薬物を入れる器（身体）が壊れるという事態に至らない。したがって金銭

が入手できる限り（借金ができる人や消費者金融などがある限り），永遠に進行していくという怖い病気である。周囲が本人を助けようとすればするほど（借金の肩代わりをすればするほど）重症化していく病気でもある。多重債務を抱えた経済的困窮ケースにおいて，破産宣告をしながらも再びギャンブルを始めてしまう人もいる。初期の症状は嘘と借金であり，治療の大原則は，周囲が借金の肩代わりをしないことである。治療に関しては，精神症状があればそれに対応した薬物療法や他に精神療法があるが，他のアディクションへの移行や重複がないように留意する必要もある。セルフヘルプグループの貢献も大きく，本人を対象としたGA（Gamblers Anonymous：ギャンブラーズ・アノニマス）やその家族を対象としたセルフヘルプグループ（ギャマノン：Gam-Anon）もある。他のアディクションと同様に，いかに家族が本人の責任を引き受けないで支援するかが課題の1つである。

　なおギャンブル行動症のように物質を摂取する器（身体）が壊れるという事態に至らないため，借金が続く限り進行してしまう病気の代表としてもう1つ，クレプトマニアがある。今はネットによる購買も普及しているため，ネットへの依存と重複した形で問題化しているケースも少なくない。必ずしも当初から高価なものを購買するとは限らず，最初は日常品レベルのものを必要以上に購入し，次第に金銭感覚が麻痺して高価な洋服や装飾品などを購入するようになるケースもある。いずれにせよ自分の財布や銀行口座の金額を顧みることなく，あるいは顧みても購買衝動を抑えきれずに購入してしまう。その後いくら後悔しても，喉元過ぎれば元の木阿弥となり，最終的には借金で首が回らなくなる。また本人は購入したものをすべて使用する，利用するわけではない。購買という行動そのものに依存していることもある。高価な商品を購入する時の「客」という立場が，非日常性につながって魅入られると述べる人も

いる。買い物による高揚感と優越感，その後の罪悪感のサイクルが生じて，ストップが利かなくなるという構図である。本人のこころの根底に抱えている空虚感や不安感，孤独感，不全感といったものに着眼したアプローチが求められる。

3. インターネットゲーム行動症

インターネットゲーム行動症については，DSM-5-TR[3]では「今後の研究のための病態」という形で**表 11-3**[3]のように記されている。ICD-11では 2019（令和元）年に正式な病名として収載された。

4. 自傷行為を繰り返す人への看護

自傷行為とは，手首切傷（リストカット）やアームカット，不適切な薬物摂取（過量服薬・薬物乱用），瀉血など自分の身体への侵襲的な行為をいうが，過度なボディピアスやタトゥー，拒食，過食嘔吐，下剤や利尿剤の不適切な使用もある意味で自傷行為といえるかもしれない。アルコール使用症も時間をかけた自傷行為である。このような行動の背景には，これまでに述べたようなアディクションの病理があり，そのような行為を通じて SOS をあげる，サバイバルするという見方もできなくない。なお自傷行為そのものは病名ではない。複数の精神疾患に認められる症状の1つ，アクティングアウト（行動化）である。また今問題となっているのは，学生が同級生や仲間が自傷行為をするのを目にして，その対処行動を模倣し，結果的に周囲に伝播していく現象である。

自己治療仮説では，乱用物質はその薬理作用が心理的苦痛の軽減に役立つがゆえに患者に選択されると捉える。化学的解離仮説では，ヘロイン依存症者がヘロインを使用する動機の少なくとも一部は，耐えがたい体験や精神状態に直面した際，心理的解離で苦痛に対処するのと同じ理

表 11-3　インターネットゲーム行動症の診断基準

臨床的に意味のある機能障害や苦痛を引き起こす持続的かつ反復的な，しばしば他のプレーヤーとともにゲームをするためのインターネットの使用で，以下の 5 つ（またはそれ以上）が，12 カ月の期間内のどこかで起こることによって示される.

(1) インターネットゲームへのとらわれ（過去のゲームに関する活動のことを考えるか，次のゲームを楽しみに待つ：インターネットゲームが日々の生活の中での主要な活動になる）
　　注：この障害は，ギャンブル行動症に含まれるインターネットギャンブルとは異なる.

(2) インターネットゲームが取り去られた際の離脱症状（これらの症状は，典型的には，いらいら，不安，または悲しさによって特徴づけられるが，薬理学的な離脱の生理学的徴候はない）

(3) 耐性，すなわちインターネットゲームに費やす時間が増大していくことの必要性

(4) インターネットゲームにかかわることを制御する試みの不成功があること

(5) インターネットゲームの結果として生じる，インターネットゲーム以外の過去の趣味や娯楽への興味の喪失

(6) 心理社会的な問題を知っているにもかかわらず，過度にインターネットゲームの使用を続ける.

(7) 家族，治療者，または他者に対して，インターネットゲームの使用の程度について嘘をついたことがある.

(8) 否定的な気分（例：無力感，罪責感，不安）を避けるため，あるいは和らげるためにインターネットゲームを使用する.

(9) インターネットゲームへの参加のために，大事な交友関係，仕事，教育や雇用の機会を危うくした，または失ったことがある.
　　注：この障害には，ギャンブルではないインターネットゲームのみが含まれる.ビジネスあるいは専門領域に関する必要性のある活動のためのインターネット使用は含まれないし，他の娯楽的あるいは社会的なインターネット使用を含めることを意図したものではない.同様に，性的なインターネットサイトは除外される.

▶現在の重症度を特定せよ
　インターネットゲーム行動症は，普段の活動の破綻の程度により，軽度，中等度，または重度とされうる.重症度の低い人は症状の数が少なく，生活上の破綻も少ないかもしれない.重度のインターネットゲーム行動症をもつ人は，より多くの時間をコンピューター上で過ごすであろうし，よりひどく，交友関係や，職歴もしくは学業面での機会を失うであろう.

由で，薬物の使用によって化学的解離を自己治療的に自ら引き起こして苦痛に対処するという。また重要他者との間に生じた慢性的な対人トラウマ，すなわち家庭外での事故や自然災害といったトラウマではなく，むしろ家庭内での重要他者がかかわる慢性的な対人関係のトラウマが，ボーダーラインパーソナリティ症や解離性同一症の発症に関連していることが紹介されている。これらの説は自傷行為にもおそらく共通するものであり，自傷行為を繰り返す人は，自傷行為が心理的苦痛の軽減に役立つがゆえに，また，長期にわたる耐えがたい体験や精神状態を，解離性同一症の患者が心理的解離で対処するのと同じような意味合いで自傷行為を繰り返すと考えられる。その背景には，家庭内の慢性的な対人関係のトラウマが関与している可能性があるということである。そして結局，自傷行為を通じても苦痛に対処できなくなれば，死の選択に至ることは想像に難くない。

　看護師としては，自傷行為をする患者に対して淡々と傷の処置をし，そのかかわりの中で自傷という形ではなく，こころの葛藤を他の形で表現する，言語化していくことを促すことになる。またなぜ自傷してしまうのかを自己洞察するよう促す。そのためには患者との信頼関係を構築すること，不適切な依存関係を作らないためにも一定の枠組みをもって，チームでアプローチすることが大切である。

5.　共依存と虐待への対応

　共依存とは両者が一緒にいることで，互いの自立を妨げている状況をいう。その不都合を当人は気づかない場合もあれば，薄々わかっているにもかかわらず相手を希求し合う場合もある。いずれにせよ「病的な関係性」であり，結果的に当人ないし周囲の人に支障をきたし，両者は相手の存在によって共に自立できない状態となる。共依存とアディクショ

ンの関係であるが，共依存の人には「(そのようなことをされて，) 普通なら離婚する，別れるだろうと思われる状況でも，別れない」「普通なら逃げるだろうと思われる状況でも，逃げない」といった姿勢，対象へのこだわりが見られる。その心のありようは，依存対象にのめり込む，こだわり続けるアディクトのそれと酷似する。ただし，アディクトが一見，どちらかというと自己中心的な印象をもたれやすいのに対し，共依存の人は一見，その逆である。しかし共依存の人は，自分が主人公となって自分の人生を生きるのではなく，他者の人生に必要以上に関与し，他者を世話したりコントロールする中で，自身の生きがいや生きる意義を見出そうとする。他者の人生の中で生きるという形をとりやすい。「自分は共依存だった」と称するある人は，「自分のことはこれっぽっちも考えたくなかった，自分のことを考えるのが辛かったから」，「寂しくて悲しくて，それらの負の感情には永遠に蓋をしておきたかった」と述べている。また共依存の人は自分の人生を自分のために生きることに対して，深い罪悪感をもっているとも指摘されている。いずれにせよ，そうした共依存の人とアディクトがペアになれば，アディクトは共依存の人に支配(操作) され，共依存の人に寄りかかりながら生き続けることになる。

　またもう1つ加えたいのは，アディクトと共依存の人が抱えている問題の本質が共通しているため，アディクトが共依存に移行することもあればその逆もあるということである。共依存はアディクションの1つであり，共依存とアディクションはコインの表裏の関係にある。さらに多様なアディクションの根底にあるのが人への依存であり，共依存でもある。以上を理解して，虐待のことを捉え直すことが求められる。虐待は人権侵害であるが，共依存や行為依存の側面も併せもつ。たとえば養護者による (家庭内の) 高齢者虐待の場合，被虐待者が虐待されていることを認識していてもそれを他者に言わなかったり (SOS を求めなかった

り)，否認したり，せっかく分離しても自らの意思でまた虐待者のところに戻ってしまうことがある。対処困難事例であればあるほど，虐待者と被虐待者間にはこれまでの歪んだ関係性，今となっては紐解けない病的な関係，すなわち共依存の病理がうかがわれることが多い。

　高齢者虐待に限らず多くの家庭内の虐待は，「関係性」の障害であるからして，2 者がいなくて関係性がなければ，つまり被虐待者と虐待者が「同じ時空間」に存在しなければ起こり得ない。そういう意味では両者の「分離」が最も確実な支援方法となる。ただし両者がより質の高い人生や生活を送れるようにと考えた時，援助職者は大いに悩む。虐待事例にかかわる人は人権侵害を防止するために尽力するが，被虐待者や虐待者がどのように生きるか，どのような生活を選ぶかはある意味で，当事者の自由である。自分たちで了解しているかのように見える不適切な 2 者関係に，何の権利をもって介入するのか，それも税金を使って，嫌われながら入っていかねばならないのかというジレンマに援助職者は陥る。DV（Domestic Violence：配偶者からの暴力）やデート DV も同様である。歪んだ関係性に依存しているために，わかっていてもその人（虐待者）から離れることができない。挙句の果てに「自分が悪いから殴られる」，「殴られても仕方のない私」といった自責的な認識に至る。このような段階に突入したら，すでに被虐待者からの SOS を期待することはできない。周囲の者が物理的に，迅速に被虐待者を救い出さなければならない。ただしここで注意したいのは，必ずしも被虐待者の共依存的な心性でDV や虐待が起きているケースばかりではないことである。実際に SOSを求めたくても，逃げ出したくても恫喝されて動けない人もいる。そのような人たちに「共依存」というレッテルを貼ってしまうと，二重に苦しむことになる（ダブル被害）。「共依存」と促えることで解決策が見出せそうであれば，そこで初めて「共依存」と見立てる意味がある。

　次に乳幼児や子どもへの虐待であるが，多くの場合は子ども側に非は
ない。高齢者虐待やDVの場合は，それまでの両者の関係性の結果とし
て虐待を捉えることができるが（そのような関係を作ってきたのは両者
の責任であるが），子どもの場合，子どもの存在はあくまでもニュートラ
ルである。育てづらい子，癇癪を起こしやすい子といった個性があるに
しても，それがあるからといってすべての親がそれを理由にわが子を虐
待するわけではない。子どもを虐待する母親の中には，自身が虐待され
て育った経験をもつ，あるいは何かしらのアディクションや精神的問題
を抱えているケースが少なくない傾向にある。親の育て方を模倣して再
現していく者もいるが，本来の養育の仕方を学ぶ機会がなかった結果と
いえるかもしれない。次に，共依存との関連性が強い性依存について説
明する。セックスという行動への依存の側面もあれば，対象となる人へ
の依存という側面もあるが，後者の1つは，パートナーと別れたら直ち
に次のパートナーを作らないといられないという心性（常に付き合って
いる人がいる状態，時に，複数の人と付き合っている状態）である。そ
の中でも典型的なのが，「アディクションや何かしらの問題をもった人」
への依存，そういう人としか長く付き合うことができないというパター
ンである。「問題を抱えている人だから」，「駄目な人だから私が助けてあ
げられる」という意識的，無意識的な気持が生じているという。他者を
支援することで自分の承認欲求を満たすという点からは，共依存そのも
のといえよう。

　最後に暴力というコミュニケーションと，暴力の連鎖（役割交代と世
代間連鎖）の問題がある。虐待は対象が子どもであれ配偶者であれ，ま
た高齢者や障がい者であれ，人を対象とした暴力行為である。そしてそ
の暴力が，一定の人に対して繰り返される場合は，結果的にその暴力が
両者間のコミュニケーションの1つになっていることがある。暴力を振

るう人が，馴染み親しんだコミュニケーションをもって被害者とつながっているという構図である。また長い時間をかけて被虐待者から虐待者へと役割転換していく現象（虐待された人が虐待する人に移行していくという現象），たとえば，親に虐待されて育った子どもが成人になり，年を経て老いたその親を虐待するケース（それまで身体的・精神的虐待を受けてきた息子が，父親がパワーダウンするとともに，今度は自分が虐待者となって父親を虐待する）もあれば，前述したように，虐待されて育った人が自分の家族をもつと，自分の新しい家族構成員に暴力を振るうケースなどもある。暴力の再現，暴力の世代を超えた伝播，すなわち「暴力の連鎖」といえる現象である。また高齢者虐待の役割交代の例としては，結婚当初から長い暴力を受けてきた妻が，「病気で寝たきり状態になった夫を静かに虐待する」という話がある。ここでいう静かな虐待とは，相手に怒鳴るとか暴力を振るうのではなく，たとえば 4 時間おきにおむつ交換すべきところを 6 時間おきに交換する，2 時間おきに体位交換するのが望ましいのに 4 時間おきにするなど，地味で消極的な虐待のことである。

　暴力は本人が自覚しているか否かは別として，「他者を支配（コントロール）する」ことである。暴力は，歪んだコミュニケーションのありようであるとともに，コントロールやパワーへの依存として捉えることもできる。コミュニケーションのありようや依存であるがために，役割交代や世代間連鎖という現象も生じる。こうした誤ったコミュニケーションをどのように修正するのか，それには援助職者の支援や，また当事者の自己洞察や学びによる気づきが必須であろう。虐待当事者の 2 者間に何らかの変化を起こせれば，その結果として家族システムにも変化が生じる。虐待をそれまでの家族の歴史や変遷の「結果」としてだけではなく，「通過点」「スタート点」として見ることができるはずである。

6. 神経性やせ症・神経性過食症の看護

　我が国で神経性やせ症・神経性過食症（摂食症群）が急増したのは1970年代である。その背景として，その頃思春期の娘をもった母親の自立の問題（娘への依存）や，父親の存在の薄さ（戦後の女性の社会進出・家父長制度の消退），娘の「大人になりたくない」心性などがあると指摘されたこともあったが，これも家族というシステムの病として捉え，それによって解決方法を見出すことができる。家族というシステムに変化が起きるよう介入すれば良いわけである。システムの1メンバーが短期間，ゲームから降りるというのも1方策である。交流分析では，時間の使い方を，①ひきこもり，②儀式，③活動，④気晴らし・ひまつぶし，⑤ゲーム，⑥親交に区分し，親交が最も意義ある時間の構造化であるとしている[4]。家族が機能不全状態にあるということは，家族の構成メンバーが無意識のうちに終わりのない，非生産的で無意味なゲームに参加し続けていると解釈できる。摂食症群の患者の大半は女性であり，発症は学童期（10歳代前半）もあるが，ほとんどは思春期である。ダイエットをきっかけとすることが多い。ただしダイエットをした人が皆摂食症群になるわけではないことから，多要因が存在すると考えられる。予後については，10歳代の発症で家族調整や環境調整をもって比較的スムーズに回復するケースもあれば，抗うつ薬の処方等を経て，それなりに社会適応していくケースもある。

　一方で，精神科病院への入退院を何度も繰り返す難治例もある。その場合は30歳代，40歳代以降になっても治癒しない，あるいは寛解と再発を繰り返すというパターンである。病院につながらないケースも少なくない（それなりの社会適応）。特に近年は，ボーダーラインパーソナリティ症やうつ病，クレプトマニア，盗食癖などの合併を伴うケースが増

表 11-4　神経性やせ症の診断基準

A. 必要量と比べてカロリー摂取を制限し，年齢，性別，成長曲線，身体的健康状態に対する有意に低い体重に至る．有意に低い体重とは，正常の下限を下回る体重で，児童または青年の場合は，期待される最低体重を下回ると定義される．

B. 有意に低い体重であるにもかかわらず，体重増加または肥満になることに対する強い恐怖，または体重増加を妨げる持続した行動がある．

C. 自分の体重または体型の体験の仕方における障害，自己評価に対する体重や体型の不相応な影響，または現在の低体重の深刻さに対する認識の持続的欠如

（略）

▶現在の重症度を特定せよ

（略）

軽度：BMI≧17 kg/m²
中等度：BMI 16〜16.99 kg/m²
重度：BMI 15〜15.99 kg/m²
最重度：BMI＜15 kg/m²

（日本精神神経学会（日本語版用語監修），高橋三郎・大野　裕（監訳）：DSM-5-TR 精神疾患の診断・統計マニュアル，医学書院，2023，p370 より一部改変して転載）

加し，摂食症群の病態像は大きく変化している。なお，DSM-5-TR における神経性やせ症の診断基準を**表 11-4**[5)]に，神経性過食症の診断基準を**表 11-5**[6)]に示した。神経性やせ症には拒食期のみのケースと，拒食からスタートしたものの途中から過食に移行するパターン，あるいは拒食期と過食期を繰り返すパターンがある。この場合の過食期には自己誘発性嘔吐や，緩下剤・利尿剤・浣腸の乱用で体重をコントロールしようとすることが多い。なお過食エピソードについては，診断を得るまでにはいかない食生活の失調として，一過性に生じることもある。

　次に摂食症群の治療であるが，身体症状については内科的治療（脱水，電解質異常，栄養障害に対しては補液，栄養補給（高カロリー輸液療法））が，食行動の異常や問題行動，認知およびボディイメージの歪みなどに

表 11-5　神経性過食症の診断基準

A. 反復するむちゃ食いエピソード．むちゃ食いエピソードは以下の両方によって特徴づけられる．
(1) 他とははっきり区別される時間帯に（例：任意の 2 時間の間に），ほとんどの人が同様の状況で同様の時間内に食べる量よりも明らかに多い食物を食べる．
(2) そのエピソードの間は，食べることを制御できないという感覚（例：食べるのをやめることができない，または，食べる物の種類や量を抑制できないという感覚）．
B. 体重の増加を防ぐための反復する不適切な代償行動．例えば，自己誘発性嘔吐；緩下剤，利尿薬，他の医薬品の乱用；絶食；過剰な運動など
C. むちゃ食いと不適切な代償行動がともに平均して 3 カ月間にわたって少なくとも週 1 回は起こっている．
D. 自己評価が体型および体重の影響を過度に受けている．
E. その障害は，神経性やせ症のエピソードの期間にのみ起こるものではない．
（略）
▶現在の重症度を特定せよ
（略）
軽度：不適切な代償行動のエピソードが週に平均して 1〜3 回
中等度：不適切な代償行動のエピソードが週に平均して 4〜7 回
重度：不適切な代償行動のエピソードが週に平均して 8〜13 回
最重度：不適切な代償行動のエピソードが週に平均して 14 回以上

（日本精神神経学会（日本語版用語監修），髙橋三郎・大野　裕（監訳）：DSM-5-TR 精神疾患の診断・統計マニュアル，医学書院，2023，pp376-377 より一部改変して転載）

ついては，行動療法や認知行動療法などの精神療法が，抑うつ・不安・強迫性・焦燥感・衝動性などの精神症状に対しては向精神薬などによる薬物療法が行われる．行動療法の場合，たとえば体重増加とともに行動制限を緩和していくといった計画を本人の同意を得て実行する．

　最後に摂食症群の患者への看護であるが，基本は，患者は体重増加に対して強い抵抗をもっていることや，食行動への強いこだわりを有することを了解し，看護師自身が患者の体重の増減や食行動の異常にとらわれすぎないことである．むしろそのような患者の心性の背後に，何があ

るのかをアセスメントすること，患者の訴えや話を傾聴して共感すること，信頼関係を構築して「何が苦しくてそのような行動をとるのか」について，本人の洞察を促すよう支援することが重要である。患者は完璧主義であったり（自分に対しても理想を求める），自己評価が低かったり（その分プライドが高かったり），病識がなかったり（安静が必要なのに過度に活動するなど），時に，他者に食事を強要したり，盗食するなどの問題行動を起こすこともある。このような特徴を理解しつつ，患者が食生活を中心に生活のリズム作りができるよう援助すること，肯定的な自己評価ができるようにフィードバックしていくことも必要である。特に患者の抵抗ゆえに，看護師が陰性感情をもつ可能性があることに留意したい。

　なお体重減少や身体的衰弱が著しい場合は，まずは身体面の全身管理と安全を優先し，身体合併症などの防止や早期発見に努める必要がある。高カロリー輸液（中心静脈栄養）などで急激に栄養補給がなされると，リフィーディング（再栄養）症候群という代謝不全が生じることもある。リフィーディング症候群とは，飢餓状態に近い状況下で急に栄養が投与されたために，糖や電解質が血管から細胞内に移行して重篤な不整脈を生じたりすることである。また患者の身体症状としては，体重減少や無月経（女性の場合）のみならず，拒食や自己誘発性嘔吐の繰り返しなどによる低カリウム血症などの電解質異常，不整脈や腎障害，口内炎や歯の脱落などもある。詳細な観察とケアが必要である。

　次に患者の家族に対する支援であるが，摂食症群の患者にはいわゆる「良い子」，少なくとも過去はそうであったことが多く，その分，親の当惑は大きい。また，自分たちの育て方が悪かったのではないかと悩むこともある。したがって前述したように，病気は家族というシステムの機能不全の結果であるとともに，SOS でもあること，回復に向けたスタート地点でもあることを十分に認識した上で，家族を全面的に支持してい

くことが大切である。心理教育的なアプローチをもって，家族メンバーそれぞれが患者と自分，患者とその他の家族メンバー，自分とその他の家族メンバー間の関係性について洞察してもらうことも必須であろう。最後に，摂食症群は精神面と身体面，両方のケアを特に要するという観点からは，多職種によるチームアプローチが欠かせない。

学習の課題

1．アディクションの依存対象の多様化を踏まえて，将来を見据えた政策的対応を考えてみよう。
2．アディクションは自傷行為でもある。その病理を理解して，いかに当事者の主体的な意思決定を促せるか，考えてみよう。
3．共依存というアディクションの本質を理解して，支援の具体策を考えてみよう。
4．摂食症群はアディクション的側面を有している。それを理解して，どのような支援が可能か考えてみよう。

引用文献

1）成瀬暢也：薬物依存―現状と新しい治療的アプローチ，精神医学，60（2）：141-152，2018．
2）日本精神神経学会（日本語版用語監修），高橋三郎・大野　裕（監訳）：DSM-5-TR 精神疾患の診断・統計マニュアル，医学書院，pp 642～643，2023．
3）前掲書 2），p 890．
4）國分康孝：カウンセリングの理論，pp 210-240，誠信書房，1996．
5）前掲書 2），p 370．
6）前掲書 2），pp 376-377．

12 | 精神科リハビリテーション

桐山啓一郎

《**目標＆ポイント**》
(1) 精神科リハビリテーションとは何かを学ぶことができる。
(2) 精神科リハビリテーションにおいて入院中に展開される精神科作業療法
やその他の回復支援プログラムを理解することができる。
(3) 地域で生活する精神疾患や精神障害をもつ人が，自分の希望実現のため
に利用する精神科リハビリテーションプログラムを理解することができ
る。
《**キーワード**》 精神科リハビリテーション，退院支援，レジリエンス，ストレ
ングス，作業療法，社会生活スキルトレーニング（SST）

1. リハビリテーションとは何か

　リハビリテーションは "re" と "habilis" という 2 つの単語から成立し
ている。"re" は再びや元に戻すといった意味がある。"habilis" は行う能
力をもっている，ふさわしいといった意味がある。リハビリテーション
というと機能回復や，そのための訓練（機能回復訓練）をイメージする
ことも多いが，それらの意味は言葉の一部である。ふさわしいという言
葉の意味を解釈すると，人としてふさわしい，当たり前というようにと
らえることができる。つまり，リハビリテーションには，人として当た
り前に生活していくための回復であり，障害をもつことによって人権侵
害を受けている場合，その人権を回復することも含まれる。

2. 精神科におけるリハビリテーションの実際

（1）精神科におけるリハビリテーションの特徴

　精神疾患には疾病と障害，両方の側面があるといわれている。疾患の側面とは，症状の改善や増悪を示し，状態が変化するという意味である。障害の側面とは，精神疾患により生じた生活上の支障が長く続くという意味である。症状が変化する中で根底には生活上の支障が存在し続けているのである。障害の側面を有するため，リハビリテーションは必要である。一方，疾病の側面を有するため，リハビリテーションを行いながらも症状が悪化することがあり，その場合には入院などを要する。そうなるとそれまで行ってきたリハビリテーションを中断したり，やり直すことも多い。リハビリテーションの進度が人それぞれなのは精神疾患に限ったことではないが，症状を含めて時に休んだり，中断しながら長い目で回復を見据えていくことがより求められている。

（2）精神科作業療法

　リハビリテーションという言葉を聞いてイメージするのは，理学療法で歩行訓練をしていたり，作業療法で手先の訓練をしている様子ではないだろうか。高齢化が進む精神科病院でもそれらのリハビリテーションは行われていなくはないが，精神科には専門的なリハビリテーションがある。それが**精神科作業療法**である。身体面の障害の作業療法とは異なり，手芸や工作，書道などの創作活動，体操やストレッチなどのスポーツ，音楽鑑賞やカラオケなどの集団活動，季節の行事などを行っている。それらの活動を通して，一つのことに注意を向け続ける，ものを完成する達成感を得る，辛い気分の時にリラクゼーションを得る，集団の中で人とやり取りする，人間関係のトラブルを乗り越える，季節感を得るな

どの体験を繰り返す。そのような体験は，日常生活を送る上で必要な要素となる。精神疾患や精神障害をもつ方は，精神症状により特定のことに注意を向け続ける，いわゆる集中することが苦手であったり，対人関係障害により他者との関係性の築き方がわからなかったりする。また，対人関係の不得手さや陰性症状から自宅や自室に閉じこもり，季節感に乏しい生活を送っていることもある。精神科リハビリテーションはそれらの状況からの回復を目指している。

　筆者は，自閉的な傾向が強い長期入院の患者さんが，作業療法の音楽活動を通して柔らかな表情を示した例や，普段自室から出ることが少ない患者さんが，ホットケーキ作りのレクリエーションを楽しみにしてスタッフと談笑する例を目の当たりにしている。精神科作業療法にはそういった効果も期待できる。

　精神科作業療法は精神科病院のみで行われているのではなく，**精神科デイケア**や**精神科訪問看護**などの場でも行われている。精神疾患や精神障害をもつ方の生きづらさは，社会の中にある。実際に生活している場に近い精神科デイケアや精神科訪問看護の場では，当事者の実情に即した精神科作業療法が行われやすい傾向にある。筆者は精神科デイケアでの勤務歴を有しているが，その場では，医療職者ではない地域の講師を招いた習字や太極拳のプログラムを行っていた。当事者の方々は創作やリラクセーションによる効果の他に，同じ地域で生活している人と交流を得ることができていた。習字や太極拳の後，当事者が講師と地域の話をして雰囲気の良い飲食店を教えてもらうなどしていた。プログラムをとおして地域における新しい人間関係を形成できていたのである。それは副次的な効果ではあるが，その地域で生活する人にとってはむしろ人との関係性を得ることの方が回復にとって有用かもしれない。

　筆者は精神看護学実習を引率することも多い。実習で精神科作業療法

を目にした学生は，自分たちのイメージするリハビリテーションとの違いから，レクリエーションや気分転換の要素のみに着目しがちである。しかし，先述したとおり精神科作業療法には集中することやレクリエーションなどを通して人とやり取りすること，共に喜ぶこと，共に悩むことなど多くの意味がある。精神科作業療法のプログラム一つひとつには必ず意味があり，その意味は一つではない。精神科作業療法への参加が当事者にとってどのような効果をもたらすかを考え，それを強化できるようなかかわりが必要である。

（3）SST

　精神科リハビリテーションの一環として行われ，診療報酬化されたものに**社会生活スキルトレーニング**（social skills training：SST）がある。SST は観察学習やロールプレイなどの手法を用いて，基本生活技能や対人関係能力，作業能力など日常生活上の困り事に対処できる様々な力を培うものである。診療報酬で算定される入院生活技能訓練療法の場合，看護師も算定要件に入っている。

　SST の進行例を表 12-1 に，配置を図 12-1 に示す。配置は参加者の人数にもよるが，進行役を務める医療者やサポートの医療者が当事者の間に座ることが多い。最初に参加者が互いに自己開示しながら交流することで話しやすい環境を作る。次に，参加者が困っていることを出し合い，その中から今回取り上げる内容（テーマ）を決める。さらに，テーマに挙げられた状況を詳しく説明してもらい，その状況について参加者間で対処法を話し合う。このやり取りはホワイトボードに記載し，参加者全員が見られるようにする。そして，テーマを出した人がメンバーの出した対処法の中からできそうなことを選び，その状況をロールプレイする。ロールプレイ後，次回までに行うことを書いた宿題メモを渡すというの

表 12-1　SST の進め方の例

①グループの目的とルールを読みましょう
②「よかったこと・うれしかったこと」を話しましょう（ウォーミングアップ）
③宿題の報告をしましょう
④テーマを出して，どのテーマから扱うか決めましょう
⑤ロールプレイなどでテーマとなった困り事へのアプローチを考えましょう
⑥感想を言いましょう

（土屋　徹：実践 SST スキルアップ読本，精神看護出版，2004，pp137-139 をもとに筆者作成）

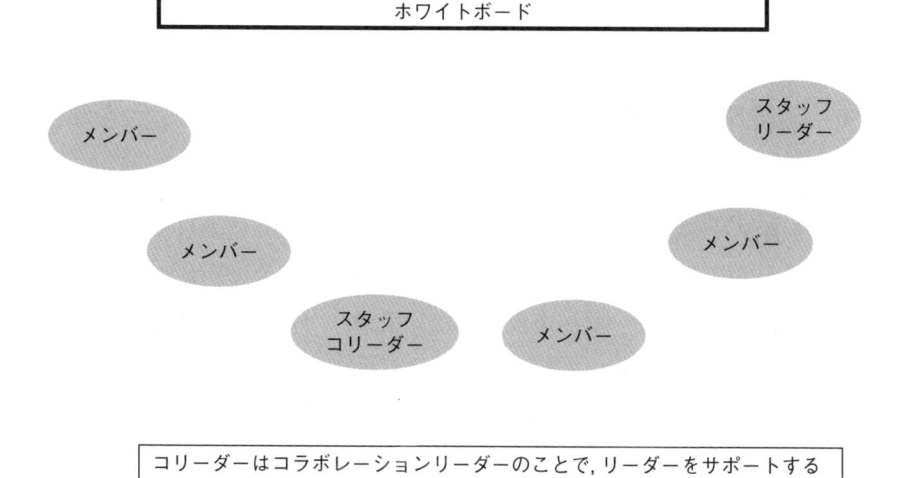

図 12-1　SST の配置例

が一連の流れである。

　前の回で宿題メモを持ち帰った参加者がいる場合は困り事を話し合う前に結果を報告してもらい，できた場合は拍手で努力を評価し，難しかった場合はさらなる対処を考えることもある。自分の出したテーマで話し

合わなかったとしても，同じような状況に困った体験は参加者の誰しもが有しているため，その状況を観察し，客観的に捉えることで新しい気づきを得ることもある。また，テーマを出した人にとってはロールプレイを行うことで，具体的な対処法を疑似体験するため，次に困った場面に出会った時に対処しやすくなるという効果もある。さらに，参加者みんなが自分のために考えてくれたという感覚は，困った場面で行動化する力にもなる（エンパワメント）。SST は普段同じ困り事に直面している当事者たちが，ロールプレイを通して実践的に対処する力をつけることができるという点で有用であり，診療報酬化の効果もあって広く行われている。

3. 精神障がい者にとっての社会復帰

　精神科リハビリテーションの目標の１つは，精神疾患や精神障害をもつ当事者が**社会復帰**することである。そのための取り組み自体が精神科リハビリテーションといえる。第２章で精神科医療の歴史について紹介し，日本の長期入院の状況を説明した。精神障がい者には長期入院のイメージがあり，社会復帰というと単純に退院することと捉えられることもある。しかし，精神障がい者の社会復帰は単に退院することではない。退院後，**地域の自分の望む場所で自分の望む生活を送ることができてこそ社会復帰**といえる。自分の望む生活は様々である。ある人は就労して得たお金で時々友人と旅行することを望み，またある人は気の合う仲間と趣味を楽しみながら生活したいと考えている。社会復帰を支援する看護職者には，その人がどのような生活を送りたいかを何回も詳細に確認することが求められる。そうしないと，支援者の望む生活を目指すことになってしまう。なお，本章では精神科に入院している方の退院支援について述べる。就労支援については次章で紹介する。

（1）精神科における退院支援

　退院支援というと多くの場合，退院先の選定や，訪問看護などの社会資源の導入を調整することが思い浮かぶ。しかし，精神科からの退院の場合，家族関係から入院前の生活の場に戻りづらいことや，長期入院により入院前の生活の場がなかったり，支えてくれる人が亡くなっていたりする場合もあり，より丁寧な支援を要する。精神科に入院している方の**退院支援**に必要なのは，精神疾患や精神障害をもつ当事者がどのような生活を送りたいかという希望（**当事者の希望**）を確認することである。第2章で紹介した精神保健医療福祉の改革ビジョンにより，退院支援が進められてきたが，単純に病院から出れば良いというわけではない。退院した後に当事者の望む生活を送れるように準備・調整するのが退院支援である。短期入院の場合は調整しやすいが，1年以上，特に何十年も入院している長期入院状態にある当事者の退院支援には様々な準備や調整が必要である。先述したように当事者の希望に基づくことは当然であるが，たとえば「自宅で生活したい」という希望を表出した当事者の自宅が長年にわたる入院の間になくなっている場合もある。また，「働いてみたい」という希望を表出したとしても，10歳代から入院しており数十年にわたり就労の機会がなく，高齢により体力が低下している場合もある。それらの希望は実現できないわけではないが，その実現にはいくつかの段階を有する。そのため，当事者の希望を基に，当事者や支援者が丁寧に話し合うことが必要になる。支援者は当事者の希望実現を見据えて，スモールステップ法などを用いながら**段階的**に実現可能な支援を提案していく。この時，支援者側に必要な視点は，当事者の希望の実現を不可能と捉えるのではなく，時間をかけながらでもできる限りその希望を実現するように行動しようとすることである。病院で看護を実践していると，とても実現できそうにない希望のように思えるかもしれないが，当

事者は患者という立場の時はその立場に応じた行動をとっている。**地域に戻ると生活者としての行動に変化することも少なくない。**

　厚生労働省による**障害福祉サービス等の提供に係る意思決定支援ガイドライン**でも支援者が難しいと思ったとしても，その実現のために努力する必要性が明示されている。当事者は地域で生活するということが視野に入ると病院内とは異なる行動を示すことも少なくない。筆者が行った退院支援では，医療者から 10 年以上にわたり退院を勧められながら断っていた当事者が，自分で退院することを決定し，そのための支援を医療者に求めて行動を始めた途端，1 年も経たずに退院する姿を目の当たりにしたことがある。当事者が自らの希望を実現したいと決意することによる変化は援助者の想像を超えるのである。退院支援を勧める専門職者として，**退院後生活環境相談員**がある。医療保護入院した方について入院後 7 日以内に選任され，入院早期から退院を目指すように相談を受け，病院内外の関係者と調整する役割をもつ。退院後生活環境相談員になれるのは精神保健福祉士や保健師，看護師，作業療法士の有資格者である。退院後生活環境相談員は当事者の意向に十分配慮しつつ，退院やその後の生活について調整を行うことが責務とされている。

（2）多職種による支援や社会資源の活用

　退院支援にあたっては地域にある様々な資源を活用することが必要である。そして，入院中から退院後の支援者と交流したり，退院後に利用する施設などを試し利用するなどして当事者の緊張をほぐすことで，退院後の生活が安定する確率を上げることが重要である。退院には**多職種による支援**が有効である。退院前，関係者を集めたカンファレンスが行われることは少なくないが，必要に応じて複数回開催することも検討する。カンファレンスには，当事者やその家族はもちろん，病院側は医師，

看護師，精神保健福祉士，作業療法士，地域側は訪問看護師，精神科デイケアスタッフ，グループホーム世話人，市町村職員などが参加する。医療保護入院の場合，退院後生活環境相談員がカンファレンス開催を調整する。カンファレンスで看護職者は，当事者を含め，病院内にいる精神保健福祉士などと事前に打ち合わせをし，当事者の困り事を解消できるように準備することが求められる。

　社会資源の活用例として，院内に精神科デイケアがある場合，入院中からプログラムに参加することもある。プログラムの雰囲気を感じたり，スタッフや先に利用しているメンバーとも交流することで利用しやすくなる。また，グループホームに退院する場合，実際の部屋に試験外出・外泊することも多い（試し利用）。最初は数時間，次いで1泊，2泊と延長していきながら，グループホームの居室で過ごし，状況に応じてグループホームの世話人や入居者と交流していく。その中で，自分もここで生活していけそうだという実感を得ていくのである。精神科デイケアやグループホームなどを試し利用している最中，病棟スタッフにも大きな役割がある。試し利用を終えた当事者と共にうまくいったことや困ったことなどを振り返るのである。特に試し利用を始めてすぐの頃には，利用先のスタッフとの関係性が築けていないことが多いため，当事者の感想などを病棟スタッフが聞き，利用先と調整することが必要になる。試し利用に慣れてきた時期には，退院後を見据えて，困り事などを当事者自身から利用先のスタッフに相談するように促したり，相談方法をロールプレイするなどすることも有用である。なお，精神科訪問看護には，**退院前訪問看護**というシステムがある。入院中であっても，外出・外泊のタイミングに合わせて，退院後に生活する場所に訪問する。そうすることで退院直後から円滑に訪問支援を行うことができる。

（3）家族への支援

　精神科で退院支援を行う場合，家族の負担を考慮に入れなければならない。**8050 問題**（80 代の親が 50 代の子どもの世話をする）や 9060 問題（90 代の親が 60 代の子どもの世話をする）といわれるように，家族が高齢になり当事者の世話をすることが難しい場合も多い。家族が親のみの場合，親が死去した後に当事者の支援がなくなるのではないかという懸念を抱くことも少なくない（**親亡き後の懸念**）。それらの問題や懸念から当事者が退院を希望しても，**病院にいれば面倒を見てもらえて安心**という家族の意向により入院を継続している状況も少なくない。また，家族にもその人らしい人生を送る権利があり，それを脅かすことは当事者の退院を阻害することになりかねない。それらの状況を考慮し，退院の話が出たら家族の意向も丁寧に聴取する必要がある。その上で，当事者が退院したとしても家族に負担が及ぶことが少ないように調整しなければならない。家族は病院で行われている看護の代行者ではなく，当事者のこころの支えである。実務的な部分は社会資源を活用して調整し，当事者と家族が互いの自立を確保しながら，できる範囲で支え合うことで，家族の負担を軽減することができる。結果，円滑に退院したり，地域生活を営むことができる可能性が高まるのである。

4. 精神科リハビリテーションに必要な視点

（1）リカバリー

　精神科リハビリテーションにおいて必要な視点を 3 点紹介する。まずは，**リカバリー**である。リカバリーは回復と訳される。ただし，単純に疾患が完治し回復することではない。先に述べたように，精神疾患は障害の側面があり，完治を得ることは難しい。精神疾患からのリカバリーは，疾病・障害が存在しなくなることを指すのではなく，それらと付き

合いながら，自分の人生をより充実させていくプロセスである。つまり，疾病や障害を有しながら自分らしい生活を送ることである。

　リカバリーは4つの段階から構成される[1]。1つ目は希望をもつ段階，2つ目はエンパワメントされる段階，3つ目は責任をもつ段階で，これには失敗を体験しそこから学ぶことを含んでいる。4つ目は生活の中で有意義な役割を得る段階である。なお，4つ目の役割は疾病とのかかわり以外の役割である。リカバリーのプロセスには自分自身で回復を実感する主観的リカバリー感が重要であるといわれている[2]。一方，他者の視点で回復していることを評価するのを客観的リカバリーという。つまり，**他者である**医療者が回復したと思っていたとしても，それは客観的リカバリーであり，本人に回復しているという実感（主観的リカバリー感）がないのであればリカバリーしているとはいえないのである。リカバリーは長期にわたるプロセス（過程）であるため，旅に例えられることが多い。支援者は旅に付き添う伴走者に例えられ，当事者の旅の邪魔をせず寄り添うことが求められる。

（2）レジリエンス

　次に**レジリエンス**を紹介する。レジリエンスとは逆境，トラウマ，悲劇，脅威，極度のストレス（家族間の問題，健康問題，職場や経済的な問題）に直面する中で適応していくプロセスである[3]。端的には，困難な出来事の後に回復する能力のことを示す。レジリエンスはボールに例えられることが多い。自分というボールが困難な出来事にぶつかることでいったんは凹むが，その後元の球体に戻っていく。球体に戻る様が回復している状況である。この能力は人によって異なり，衝撃の大きさによっても影響されるが，誰しも有している。人は精神疾患の発症や増悪などで一時的に日常と異なる状況になったとしても，自分から回復していく

力を有しているのである。看護職者にはその人が自分の力で回復していくプロセスを見守り，必要に応じてサポートする姿勢が求められる。

（3）ストレングス

最後に紹介するのは**ストレングス**である。ストレングスは強みや長所として訳されている。ストレングスを活用した支援の枠組みをストレングスモデルという。ストレングスモデルはアメリカで提唱されたケースワークモデルである[4]。日本では2000年代以降に紹介され，従来の問題解決モデルとは異なる支援方法ということで注目された。問題解決モデルは現在でも広く使用されており，看護実践の現場でも見られている。疾病や疾病によって生じた生活のしづらさを問題として捉え，その解決を目指すモデルである。しかし，完治が難しく，生活上の支障が長く続く精神疾患や精神障害においては，問題を解決すること自体が難しい。また，看護職者が対象者について問題を有する存在として捉え続けることは，先に述べた当事者の希望に基づく支援を行いづらくする可能性がある。そこで注目されたのがストレングスモデルである。

ストレングスモデルには6つの原則がある[5]。①精神障がい者はリカバリーし，生活を改善し高めることができる，②焦点は欠陥ではなく個人のストレングスである，③地域を資源のオアシスとして捉える，④クライエントこそが支援過程の監督者である，⑤ワーカーとクライエントの関係性が根本であり本質である，⑥私たちの仕事の主要な場所は地域である。そして，ストレングスは4つのタイプがある[6]。1つ目は"個人の性格"であり，優しい，思いやりがあるなどといったその人の性格傾向である。2つ目は"才能・技能"であり，料理ができるなどその人が身につけているスキルである。3つ目は"環境"であり，家族や友人といった人的環境や生活環境などである。4つ目は"関心と熱望"であり，結婚

したい，車が欲しいなどの思いであり，行動の活力となるものである。当事者のもつ強みを活かしながら，当事者と共に希望の実現方法を検討し行動するのがストレングスモデルに基づく支援である。なお，ストレングスは対象者の強みであるが，その強みを看護職者が一方的に見つけて，ことさらに指摘したり，強引に認識してもらおうとすることは避けなければならない。リカバリーの項目で述べたように当事者の回復には主観的な感覚が重要である。ストレングスも本人が強みと認識しているものや，関係性のある支援者とのやりとりで気づくものであるからこそ，回復のプロセスに効果を発揮する。十分に関係性が築けている看護職者から肯定されたストレングスであれば，対象者も自分のものとして認識しやすくなるはずである。

　ストレングスを活かした支援の例を紹介する。これは筆者が引率した実習学生によるケアを基に，個人情報などに配慮して創作した事例である。患者さんは 70 代で 30 年ほど精神科病棟に入院していた。入院前，患者さんは美容師として働いていた経験があった。学生が受け持たせていただいた頃は，陰性症状により自室に閉じこもりがちの生活をしており，美容師であった面影は見られなかった。学生は患者さんとのやり取りの中で，髪型に関する話題の時だけ少し表情が緩むことに気づいた。そして，看護計画として学生の髪を整えてもらうことを提案した。すると患者さんは櫛もブラシもない状況にもかかわらず，自分の手だけを使いみるみるうちに学生の髪を結い直した。出来上がった髪は病棟の看護師や他の患者さんが驚くほどの仕上がりであった（**図 12-2**）。その後，患者さんは病棟の夏祭りなどで浴衣を着用する際に髪型を整えることを担当した。髪を結うことをとおして他の患者さんたちとのコミュニケーションが生まれ，病室外に出てくる機会が増え，退院支援プログラムにも参加するようになっていった。この支援は患者さんの美容師という"才

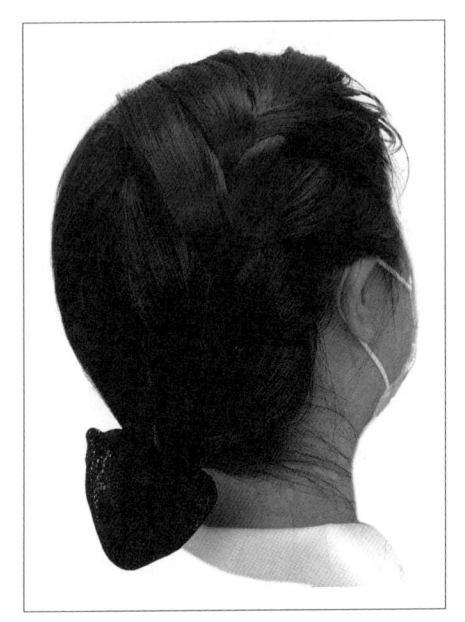

図 12-2　学生が対象者に結ってもらった髪

能・技能"や，他者の髪への"関心と熱望"を基にしている。学生は患者さんが生き生きと髪を結いあげる姿に驚きながら，支援の手応えを得ていた。筆者としてもやはり当事者のストレングスを基にした支援は有用であることを実感した瞬間の一つであった。

　ここで受講者の皆様に考えてもらいたいのは，対象者の望む生活（希望）に向かって，その人のもつ力を活かして支援することはストレングスモデルを用いなくとも，看護学がもともと有しているシステムを活用することで実践できるのではないかということである。その人の有する力を活用し，その人らしく生きることを支援するのは看護職者の本分である。看護学の分野にも近い考え方があるにもかかわらず，敢えてケー

スワークの仕組みであるストレングスモデルを応用することになっている背景を考えなければならない。筆者はその背景の一つに精神科看護の実践現場において，本来行われるべき，その人を支援する看護を実践することが難しくなっている現状があるのではないかと思う。本来の看護実践が難しくなる背景には，当事者—看護職者共に長く続く入院生活に慣れていることや，いわゆる精神科特例による人員の不足などが挙げられる。ストレングスモデルが着目された背景には本来の看護実践が行えていないという看護職者たちのジレンマや気づきがあるのではないかと筆者は考える。

（4）リカバリーを支援する

　本項ではリカバリー，レジリエンス，ストレングスについて紹介してきた。最後に，3つの関係性について述べる。**図 12-3**[7)]をご覧いただきたい。精神疾患や精神障害をもつ当事者は，発症した後からリカバリー（回復）の道を歩み始める。その道は自分の希望する生活に向かって続く，長い旅に例えられる。旅の最初の頃，疾患でいうと急性期や回復期の段階は，困難な状況に直面した後に自分で回復していく力のレジリエンスを発揮する。そして，急性期や回復期を脱した後，慢性期の障害が残る段階には，生きづらさを抱えながらも自分の希望を見いだし，ストレングスを活用してその希望の実現に向かって歩んでいくのである。リカバリーのプロセス全般にわたって必要なのは，看護職者を含む支援者からのエンパワメントである。エンパワメントとは力を与えることとされるが，医療や福祉の場においては，支援者が当事者やその家族がもてる力を発揮できるように声をかけるなどして支援することである。当事者は支援者からのエンパワメントを受けながら，様々な困難を乗り越える力を取り戻したり，新たに得ていく。リカバリーのプロセスは前向きばか

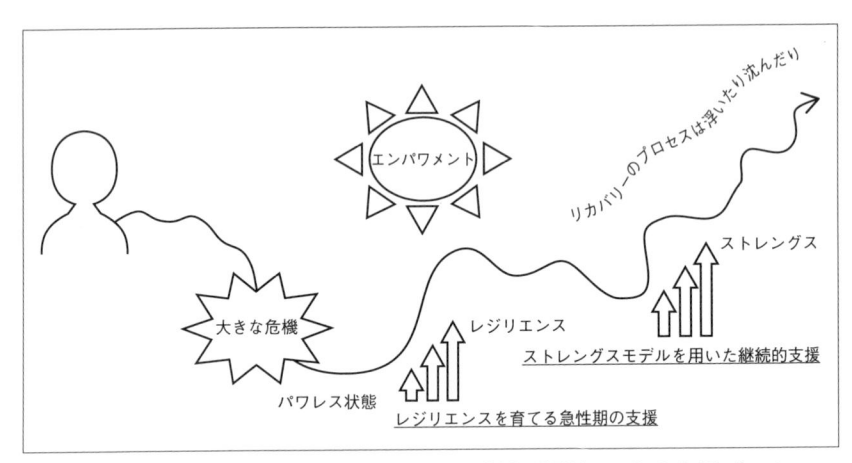

図 12-3　ある人の人生の旅のリカバリー期と看護師による支援プロセス
(萱間真美：リカバリー・退院支援・地域連携のためのストレングスモデル実践活用術，医学書院，2016，p9 より転載)

りではなく，時に後退したり，停滞する。そういった時に活力となるのが支援者からのエンパワメントである。エンパワメントの内容は当事者の病期や状況によって異なるが，根底にあるのは支援者との関係性である。支援者は当事者が援助を求めやすいように関係性の構築に努める必要がある。

学習の課題

1．精神科リハビリテーションについて，病院内と地域によるプログラムを整理してみよう。
2．精神疾患・精神障害をもつ人の退院支援に必要な姿勢を考えてみよう。
3．リカバリー，レジリエンス，ストレングスについて，それぞれの意

　味と関係性を整理してみよう。

引用文献

1）マーク・レーガン，前田ケイ（監訳）：ビレッジから学ぶリカバリーへの道—精神の病から立ち直ることを支援する，金剛出版，p 28，2005.
2）萱間真美：リカバリー・退院支援・地域連携のためのストレングスモデル実践活用術，医学書院，p 10，2016.
3）スティーブン・M・サウスウィック，他，森下　愛（訳）：レジリエンス：人生の危機を乗り越えるための科学と 10 の処方箋，岩崎学術出版社，2015.
4）C. A. ラップ，他，田中英樹（監訳）：ストレングスモデル—リカバリー志向の精神保健福祉サービス（第 3 版），金剛出版，p 3，2014.
5）前掲書 4），pp 68-83.
6）前掲書 4），pp 130-135.
7）前掲書 2），p 9.

参考文献

桐山啓一郎：家族のストレスと健康状態のアセスメント．精神看護学概論（小俣直人，他編），理工図書，2024.

13 ｜ 地域生活を支える看護

桐山啓一郎

《**目標＆ポイント**》
(1) 地域で生活する精神障がい者を支援するための施策，制度，それらに基づくサービスを理解することができる。
(2) 地域における訪問型の支援，生活支援，就労支援などについて理解することができる。
(3) 地域における多職種による支援を理解し，看護職者に期待される役割を考えることができる。
《**キーワード**》 アウトリーチ，地域生活支援事業，就労支援，多職種アプローチ，精神障害者保健福祉手帳

1. 地域生活とは

地域生活とは，文字通り精神疾患や精神障害をもつ当事者が地域で生活することである。地域生活支援などで用いられる地域という表現は病院と比較して用いられることが多い。

第2章で述べたとおり，日本では精神障がい者に対する長期入院施策がとられてきた。結果，多くの精神障がい者が自宅を離れることになり，地域社会で生活することが当然ではなくなった。現在はその施策は転換されているものの，いまだに長期入院状態にある当事者は多い。そして，地域社会側でも精神障がい者は入院しているものという意識は根強い。ただし，障害をもつ当事者が地域社会に居場所をもたないことは，精神障害者に限ったことではない。誰もが社会の一員という捉え方を表す

ノーマライゼーション，多様性を意味する**ダイバーシティ**，障害の有無
や人種，性別などの違いを肯定する社会という意味の**共生社会**など様々
な言葉や方針があるが，いずれもそういった社会を実現できていないか
らこそ注目されているといえる。障害をもつ方々が住みやすい社会とは
言い難いのが現代社会であり，そのために国連では Nothing about us
without us！（我々のことを我々抜きで勝手に決めるな）という当事者
の声をスローガンにして，**障害者の権利に関する条約（障害者権利条約）**
が制定されるなどしている。ただし，日本の精神障害については，先述
したような偏見がある分だけ，地域生活を営みづらいという側面がある
ことは忘れてはならない。

（1）地域で生活するメリット

　精神疾患や精神障害をもつ当事者が地域で生活することによるメリッ
トは大きい。社会生活への希望を抱き，その実現のために自分で努力す
ることで生活の質向上を図ることができる。もちろん地域生活には様々
な困難があるが，それを乗り越えることで自立する力を培い，次に訪れ
る新たな困難に対処することができる。**困難に立ち向かい，乗り越える
権利を有しているのである。**

　障害の有無にかかわらず，生活上の困難を乗り越える体験は，その後
の人生にとって有意義である。**自分の力を把握し，目の前の状況を乗り
越えられるか否かを判断し，必要な部分については他者の力を得ながら
克服していくことは自立**そのものである。そして，それを繰り返す中で，
人は心理的に成長し，対人関係を作っていき，より充実した人生を生き
ていくことになる。

　また，家族にとっても当事者の地域生活は有意義である。医療保護入
院に同意した家族は，大切な身内を入院させてしまっているという罪悪

感や，自分では当事者の世話を担うことが難しいという無力感などを感じながら生活していることが多い。当事者が支援を受けながら自立して地域生活を営み，家族として互いの自立を尊重しながら交流し合えることは家族の物理的，心理的負担を軽くすることにもつながる。

さらに，地域住民にもメリットがある。精神障がい者が住みやすい社会を目指すことは，障がい者にかかわらず，様々な状況の人が住みやすくなる社会を実現することにつながり，その地域に住むすべての人にやさしい地域を実現することができる。北海道にある浦河べてるの家などは地域全体を巻き込んだ精神障がい者のコミュニティであり，地域の活性化にも貢献している[1]。排他的ではなく，誰でも迎え入れる地域は発展性を有するのである。

2. 地域で生活する当事者とその家族を支える仕組み

精神疾患や精神障害をもつ当事者が地域で生活することを支援するために様々なシステムがある。現状のシステムは必要十分とはいえないものの，当事者の生活支援には欠かせない。本項では主要なシステムについて紹介する。

（1）地域生活支援事業

まずは障害者総合支援法に基づく**地域生活支援事業**である。基本的には市町村や都道府県が，地域特性や利用者の状況に応じて実施する事業である。事業にかかわる費用の内，国が1/2の範囲内で補助している。市町村が行う事業については都道府県も1/4の範囲内で補助している。市町村が行う事業としては，移動支援事業，日常生活用具給付等事業，意思疎通支援事業，相談支援事業，地域活動支援センター機能強化事業，日中一時支援などがある。この内の地域活動支援センターは，当事者が

日中の居場所として活用できる施設で，他者と交流するようなプログラムに参加したり，シャワー室の貸し出しなど日常生活支援を受けることができる。地域で生活する当事者にとって，日中の居場所の確保は重要なことであり活用している方も多い。都道府県が行う事業としては，発達障害者支援センター運営事業，専門性の高い意思疎通支援を行う者の養成研修事業・派遣事業，福祉ホームなどがある。障害者総合支援法では障害の区分がなくなったため，精神障害をもつ当事者がよく利用するものとそうでないものはあるが，行政による支援として位置づけられている。

（2）精神障害者保健福祉手帳，自立支援医療（精神通院医療）

　地域生活支援事業の他に行政によるシステムとして，精神保健福祉法に基づく精神障害者保健福祉手帳や障害者総合支援法に基づく自立支援医療（精神通院医療）を紹介する。**精神障害者保健福祉手帳**は，障害が重度な方を1級として，3級までの3等級に分かれている。診断書などを添付して市町村に申請し，精神保健福祉センター（都道府県および政令指定都市に設置）が交付を決定する。等級により生活保護の障害者加算や，所得税・住民税・自動車税の控除や減免，NHK 受信料・公共交通機関・公共施設利用料の割引や免除を受けられる。なお，公共交通機関や施設利用料の割引や免除は自治体により異なる。認知症も精神疾患に含まれるため，症状の度合いによっては交付の対象になる。

　自立支援医療（精神通院医療）は，医療保険の世帯単位における所得区分に応じて，精神科通院に関連する医療費を補助するものである。補助の対象は，精神科通院の受診料，薬剤料，精神科デイケア利用料，訪問看護利用料などである。受診料などすべてを合算して自己負担の限度額以上を補助するシステムである。自己負担の上限は**表 13-1** のとおり

表 13-1　自立支援医療（精神通院医療）の自己負担額

区分	生活保護	低所得 1	低所得 2	中間所得 1	中間所得 2	一定所得以上
月額負担上限	0 円	2,500 円	5,000 円	一般は総医療費の 1 割または高額医療費の自己負担限度額 重度かつ継続は 5,000 円	一般は総医療費の 1 割または高額医療費の自己負担限度額 重度かつ継続は 10,000 円	一般は対象外 重度かつ継続は 20,000 円
対象	生活保護世帯	市町村民税非課税世帯で本人または保護者の年収が 80 万円以下	市町村民税非課税世帯で低所得 1 以外	市町村民税 33,000 円未満	市町村民税 33,000 円以上 235,000 円未満	市町村民税 235,000 円以上

であり，市町村民税が 23 万 5,000 円（年収約 833 万円）以上の世帯は補助の対象外である。自立支援医療があることにより，当事者や家族は自己負担を気にせず医療を利用することができ，地域での安定した生活に貢献している。なお，自立支援医療には精神通院医療の他に更生医療や育成医療などがある。

　これまで様々なサービスを紹介したが，他にも地域で生活する当事者の経済面を支える**障害年金**などもある。当事者やその家族を支援するために様々なシステムが準備されているが，**図 13-1** のようにその申請先や給付の基準は統一されておらず複雑である。サービスを利用するごとに申請が必要であり，複数のサービスを利用しようとするとその分だけ申請が必要となる。そのことは当事者および家族にとって負担となっている。

（3）精神障害にも対応した地域包括ケアシステム

　2018（平成 31）年度から 2023（令和 5）年度の第 7 次医療計画では，

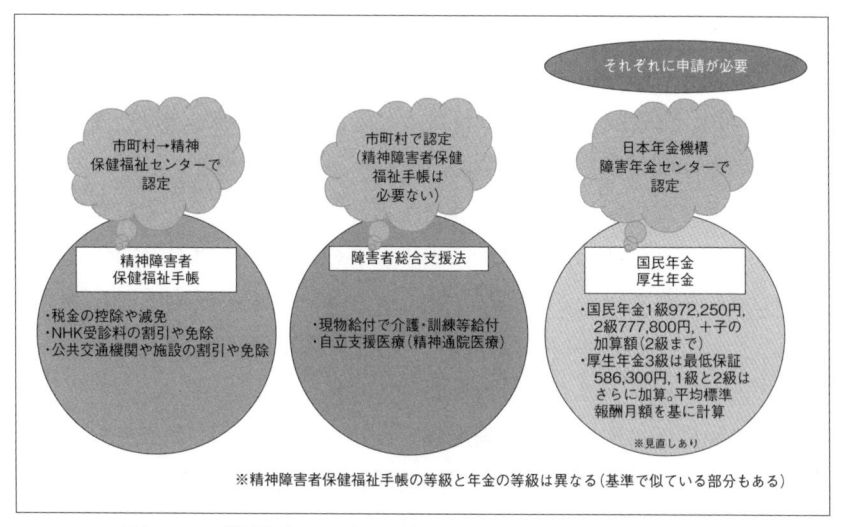

図 13-1　精神障がい者が利用できるサービスとその違い

精神障害にも対応した地域包括ケアシステムの構築が計画された。それまで構築していた地域包括ケアシステムを精神障がい者にも対応させることにしたのである。精神障がい者が地域の一員として，安心して自分らしい暮らしをすることができることを目指すものである。伴って 2022（令和 4）年の診療報酬改定では，引きこもり状態や精神科未受診・受診中断状態にある当事者への訪問への評価（精神科在宅支援管理料）の拡大や，外来通院や往診を受ける当事者の生活上の相談に乗り，関係機関との連絡調整を行った場合に算定できる療養生活継続支援加算が新設され，地域での生活継続を支援する体制を整えようとしている。

（4）精神科訪問看護

　精神科訪問看護は地域におけるサービスの一環であり，1986（昭和 61）

年の診療報酬改定から医療機関において認められるようになった。それまでも保健所の保健師などが地域で生活する精神障がい者のもとに訪問していたが，医療として認められたことになる。その後，2000（平成 12）年の介護保険制度制定で訪問看護ステーションの数が増え，伴って精神科訪問看護を提供するステーションも増加していった。介護保険制度制定からしばらくの間，65 歳以上の利用者への精神科訪問看護は介護保険として算定されていたが，2014（平成 26）年には医療保険による訪問が原則となった。2024（令和 6）年現在，精神科訪問看護は，診療所や病院，訪問看護ステーションなどで行われている。

　訪問の場には自宅，**社会復帰施設（グループホーム）** などがあり，入院中の外出泊に併せて行われる退院前訪問看護もある。精神科訪問看護は対象者の地域生活の維持のため，日常生活の維持，生活技能の獲得・拡大，対人関係の維持・構築，家族関係の調整，精神症状の悪化や増悪の予防，身体症状の発症や進行の予防などを実践している[2]。精神科訪問看護は，精神科訪問看護指示書により診療報酬（医療保険）で療養費が算定され，65 歳以上であっても介護保険では算定されない。また，精神科訪問看護の要件は，保健師・看護師・准看護師・作業療法士・精神保健福祉士であり，看護師のみが行うわけではない。精神科訪問看護を算定できる看護師には，精神科を標榜する保険医療機関において精神科病棟または精神科外来に勤務した経験を 1 年以上もつ，精神疾患を有する者に対する訪問看護の経験を 1 年以上有するなどの要件がある。なお，経験がなくとも，国，都道府県または医療関係機関団体等が主催する精神保健に関する研修を修了している場合も算定基準を満たす。

　筆者の退院前訪問看護での経験を以下に紹介する。なお，紹介する事例では，実際の事例を元に家族関係をまったく別のものに加工している。対象者は家族関係に悩み，抑うつ状態になられた方であった。悩みの内

容は会社の後継に関するものであった。筆者は病院の中で対象者の話を聞いている時，その悩みを可能な限り推察し，とても辛い状況であると案じていた。ところが，実際に訪問してみたところ，自宅の家屋は目を見張るほど大きく格式があり，訪問前の筆者の想像を遥かに超えていた。そして，対象者とその家族の表情は病棟でのそれとはまったく異なっていた。病棟ではおおらかな対象者は険しくなり，いつもお礼を述べている家族は対象者に尊大な態度を示していた。会社の後継という対象者の役割は，一人ではとても背負えそうにないと実感したことを記憶している。対象者の苦悩は実際に生活する場所にあることを改めて認識した瞬間であった。退院前訪問を終えてから，筆者は対象者と具体的な困り事を整理し，退院後の社会資源導入を調整した。その調整は対象者が家族とは別に相談できる先を得ることなどであった。退院前訪問での見聞をもとに，対象者の話から想像してアセスメントするよりも深い対象理解のもと，その実情に即した調整を行うことができたのではないかと考えている。

　筆者は訪問看護師として勤務していた際，対象者と共に立ち食いそばのお店に入ったことがある。その対象者は自宅に閉じこもりがちで，訪問看護など医療福祉関係者以外との交流はなかった。長い間，そのそば屋に行ってみたいと思っていたが，一人でお店に入る緊張感を想像して諦めていた。筆者は訪問時のやり取りでその思いを把握したため，訪問時間をお昼に合わせて一緒にそば屋に行くことにした。そばを食べた対象者はとても喜んでくれていた。その後，そのお店の常連客となり，店員さんとやり取りするうちに地域社会での新しい人間関係を築いていった。そば屋に行った後，対象者から筆者への相談も増えた。対象者—看護職者の関係も深まったように思う。

　精神科訪問看護では，薬の内服確認や，バイタルサインチェックなど

による心身状態の確認なども行うが，それ以外にも日常生活の困り事について具体的に対処したり，人間関係を形成する支援も実践する。筆者の体験は一例であるが，他にも地域の草むしりの行事に対象者と共に参加したなどの例がある。精神疾患や精神障害をもつ方には人前に出ると緊張しやすいなどの特徴がある。訪問看護師と共に行事に参加することで地域住民としての役割を果たしながら，近隣との交流を図り，互いに助け合える関係性を構築することができる。対象者が近隣住民に声をかけづらい場合，最初は訪問看護師が間に立つこともある。すると徐々に対象者のみでやりとりが進むのである。一面のみでは行事参加とだけ捉えられるかもしれないが，例に示したように訪問看護師は多面的に考え，対象者やその周囲への影響や効果を幅広くイメージしながら看護を実践しているのである。

（5）アウトリーチ活動，ACT

　これまではシステムについて紹介してきたが，実践的な活動としてアウトリーチ活動を紹介する。**アウトリーチ**とは直訳すると「外に手を伸ばす」という意味になる。行政などの支援事業や，病院による医療活動は，基本的に疾患を有する当事者もしくはその家族が申し出ることによって支援や治療が始まる。しかし，引きこもり状態にある当事者は申し出ることができず，支援が行き届かない。そこで始まったのがアウトリーチ活動である。精神疾患や精神障害をもつ当事者の下に，医療・福祉の専門家が訪問し支援する活動である。アウトリーチによる支援の一つに ACT（Assertive Community Treatment：**包括型地域生活支援プログラム**）がある。ACT は重度精神障がい者が住み慣れた地域で暮らし続けることを目指して，多職種による包括的な支援を提供するプログラムである。往診に対応した精神科医が所属する診療所や 24 時間対応可

能な訪問看護ステーションなどがチームを組み，急性期の精神症状をもつ当事者であっても，その生活の場に出向いて支援している。チームのメンバーは医師，看護師，作業療法士，精神保健福祉士など多職種であることが特徴で，それぞれの専門性を用いて意見交換しながら 24 時間365 日，利用者中心の支援を提供している。2024（令和 6）年時点で全国的な活動には発展しておらず，限られた地域で活動しているため，さらなる広がりが期待される。

（6）オープンダイアローグ

　比較的新しい取り組みとして**オープンダイアローグ**を紹介する。オープンダイアローグは「開かれた対話」，と訳される。北欧で始まり，当事者参加のもとで，当事者の困り事について何回でも話し合う。当事者本人なしでは何も決めず，支援者同士の話し合いも当事者の前で行う。そうすることで当事者は自分が周囲の人からどのように捉えられているのかを知ったり，自分のことを真摯に支援しようとする支援者の姿に影響を受けたりすることができる。支援者にとっても，参加している当事者を尊重した話し合いができる。最近では，地域の人を交えた対話の例なども報告されている。

　本項で紹介したのは実際に運用されている支援システムの代表例である。他には地域独自のシステムがあったり，病院や様々な施設を有している医療法人などが医療から就労までを幅広く支援しているケースもある。支援システムにおける近年の特徴としては，当事者主体や当事者参加が進んでいることである。欧米と比較すると十分とはいえず，国連の障害者委員会からは勧告を受けている（第 2 章参照）が，少しずつ当事者の声を反映した支援が行われている。

（7） ピアサポーター

　ピア（peer）とは仲間という意味である。**ピアサポーター**は，自らも精神疾患や精神障害をもつ当事者でありつつ，他の当事者を支援する役割を有している。同じような境遇にあり，似通った体験をしている人同士が仲間の意識をもって支え合うための当事者によるセルフヘルプの一つである。専門職の支援では得ることが難しい，共感や安心感を提供することができる。それらによって当事者はエンパワメントされたり，ピアサポーターをロールモデルとすることもある。また，当事者の家族もピアサポーターの姿を見て，自分の家族の今後の見通しを立てたり，具体的な内容の相談を持ち掛けるなどすることができる。ピアサポーターは障害福祉サービス等報酬の加算対象になっており，就労継続支援B型などの施設で活動している。ピアサポーター養成事業も行われており，基礎研修や実習，フォローアップ研修を経ることで，サポーターとしての知識や経験を重ねながら活動している。

　ピアサポーターによる支援は，専門職による支援では及ばない部分に手が届く支援である。たとえば長期入院の方が地域移行する場合，医療関係者がどれだけ勧めても「退院するのが怖い」と入院を希望するケースもある。その際，実際に地域で生活し，退院前の不安を経験したスタッフが相談に乗ると，不安が軽減されることがある。同じ不安を経験したピアサポーターから，それを乗り越えた具体的な体験を伝えられたことで，退院してみようという気持ちに変化するのである。さらに，退院後もピアサポーターに相談できる環境を整えることで，より不安は軽減する。それらの効果は専門職では難しい。

3. 社会参加としての就労

　働くことには様々な意味がある。賃金を得ることで経済的基盤を獲得

し生活を安定させること，労働を通して社会参加して認められること，
納税して国民の義務を果たすこと，労働に関連したスキルを獲得したり，
それをやりがいとして自己実現することなどである。障がい者福祉にお
いては社会復帰の必要性について論じられることが多く，その手段とし
て就労が挙げられることは少なくない。ただし，すべての精神障がい者
が就労を目指すべきという一方的な考え方には注意が必要である。当事
者がどのように生活したいかを丁寧に確認し，その中で就労の意向があ
る場合や，支援者から見て，就労することで当事者の希望実現に寄与し，
生活がより充実すると思われる場合などに選択肢とする必要がある。本
項では現在行われている就労支援のシステムと，エビデンスに基づく実
践である援助付き雇用について紹介する。

（1）就労支援

　まず**就労支援**である。障害者総合支援法に基づく支援として，就労移
行支援や就労継続支援がある。就労移行支援は就労を目指す当事者に
とって必要な知識や技術習得・向上のための支援を行い，職場を探す求
職支援や，就労後 6 か月の間，職場定着支援として職場での悩み事につ
いての相談支援などを受けることができる。知識や技術習得ではパソコ
ン作業や，ビジネスマナー講習などを受ける。そして，実際の職場とな
り得る企業での実習も体験する。

　就労継続支援は当事者が就労する前段階の支援であり，**就労継続支援
Ａ型事業所**（Ａ型）と**就労継続支援Ｂ型事業所**（Ｂ型）があり，いずれ
も利用料（1 日数百円）がかかる。なお生活保護受給世帯や住民税非課税
世帯は利用者負担額 0 円である。Ａ型とＢ型とも作業時間や内容に応じ
て当事者に賃金が支払われる。Ａ型とＢ型の違いは作業内容と賃金であ
る。Ａ型は一定の支援がある職場と雇用契約を結び，最低賃金が保証さ

れた中で就労を目指して作業を行う。B型は雇用契約を結ばず，軽作業などで就労訓練を行っている。支払われる時給は 200 円ほどである。A型の方がより就労に近い環境での訓練となるため，当事者に求められる内容も高度になる。就労までの段階としては，急性期の精神症状が安定した後，デイケアで日常生活を整え，B型，A型の順に就労継続支援を受け，就労移行支援を経て就労につながるというような過程を経ることになる。ただし，すべての過程を経る必要なく，発病前の就労経験や病状などによりどの段階から始まるかを当事者と共に検討することになる。

（2）援助付き雇用

　次に援助付き雇用について紹介する。援助付き雇用は，精神疾患や精神障害をもつ当事者が就労したいという意向を示した時点で就職を支援し，仕事をしながら支援やトレーニングを提供するシステムである。現行で行われている就労支援である "訓練をしてから就労" というシステムとは異なり，"就労してから訓練" という方式を有している。訓練してから就労の場合，支援者ができないことを判断しがちなため，できないことが改善しない間はいつまでたっても訓練の段階から脱せず，結果，就労する機会を失うこともある。当事者が就労したいと思ったとしても，訓練期間が長くなることにより，意欲が減退してしまうこともあり得る。援助付き雇用の場合，当事者の意欲が高い内に就職するため，積極的に仕事に取り組むことができる。また，ジョブコーチが定期的に面接し，仕事上の相談に乗ったり，職場と調整することにより状況に応じた即時的な支援を受けることができる。さらに，職場側にとってもジョブコーチが職場に出向いてくれるおかげで，当事者の支援方法について相談できるという利点がある。他の就労支援と比較して高い就労率や長い就労

期間であったと報告されるなど，その効果が明らかになっている[3]。

（3）就労の意義

　筆者は就労支援を経て1年以上就労を継続した当事者の語りを聞く機会があった。その時に聞いた内容を鮮明に覚えている。その当事者は嬉しそうに「働いて税金を払うことができた」と語っていた。その当事者は「今までずっと支えてもらう側だった。今まで支えてもらった分からすると少しだが，税金を払うことで自分も社会の一員になれた気がする」と説明してくれた。就労する意味や価値を実感した瞬間であった。ただし，疾病や障害があり苦しんでいる当事者が，就労や納税をしていない状況に負い目を感じる社会であることも忘れてはならないと思う。負い目を感じるのではなく，自分のために働けるような社会を実現することは，精神保健医療福祉に携わる看護職者にも求められている。

4. 地域における多職種による支援

　精神障害をもつ当事者やその家族を支援する際，病院内，地域を問わず看護職者のみで実施することはない。地域生活の場合，保健所，診療所や病院，訪問看護ステーション，訪問介護事業所，地域活動支援センター，就労移行支援事業所など複数の事業所がかかわり，それぞれに所属する様々な職種が協力して支援する**多職種による支援**が行われることが多い。そのため，たくさんの調整を必要とする。同じ看護職者であったとしても，診療所や病院に所属しているケースもあれば，訪問看護ステーションに所属しているケースもある。精神保健福祉士や作業療法士も同様で，同じ職種といえども所属する事業所が違えば活動の範囲や時間などが異なる。その分調整が難しく，調整のためにカンファレンスを行うことが多い。カンファレンスの開催調整は行政機関や受診先が行う

ことが多いが，関係者が多ければ多いほど，時間調整などこまごまとしたことが難しくなる。そのため，普段からコミュニケーションをとり，互いを理解し合っておくことは重要である。筆者は精神科訪問看護に特化した訪問看護ステーションの管理者をしていたことがある。その時，多職種で連携する基礎として関係者と交流するため，様々な勉強会や事例検討会に参加したり，時に主催するなどしていた。そのような中で互いを理解し，当事者支援の基礎となる関係性を築き，支援者それぞれがもつ考え方を擦り合わせていったのである。多職種の中には精神科医療に携わったことのない方や，学んだことがない方もおられるため，知識の提供という意味でも勉強会や事例検討会は有効であったと思う。

　多職種連携のポイントは，連携相手の立場や考え方を理解することである。その際有用となるのが，相手を否定しないことや，相手も当事者にとって善いことをしたいと考えているという前提をもち続けることである。多職種で行われるカンファレンスでもその姿勢は有効である。たとえば訪問看護では時間枠があり，病院の支援のよりも限られた時間内で支援しなければならない。そこについて理解しないまま，無理な支援を求め続けることは訪問看護師を苦しめることになる。連携相手への理解を深めることは，協力して円滑な支援を行うために不可欠である。そうしないと，立場や考え方の違いから対立や摩擦が生じる。支援者間の対立や摩擦は精神障害をもつ当事者やその家族を間に挟むことになりかねず，結果として充実した地域生活を送ることが難しくなることを忘れてはならない。そのために日頃から多職種間でアサーティブ（他者を脅かさないような関係性を築き自分の意見も伝える）にコミュニケーションを図ることが必要である。なお，関係者間で意見が異なる場合，筆者は当事者の意見を伺うようにしていた。当事者の意向は関係者の意見が異なる場合以外でも最重要事項であるが，関係者はみな支援者であるた

め，当事者の意向のもとにまとまるとスムーズに連携できることも少なくない。

学習の課題

1．精神障害をもつ当事者が地域で生活する意味や価値を，当事者の視点，家族の視点，支援者の視点，地域住民の視点などから整理してみよう。
2．地域で展開されている訪問型の支援や就労支援を活用することを想定し，看護職者としてどのようなことができるのかを検討してみよう。
3．多職種で連携するために看護職者としてどのように振る舞うべきかを検討してみよう。

引用文献

1）浦河べてるの家：べてるの家の「非」援助論，医学書院，2002.
2）瀬戸屋 希，他：精神科訪問看護で提供されるケア内容—精神科訪問看護師へのインタビュー調査から，日本看護科学会誌，28（1）：41-51，2008.
3）山口創生，他：精神障がい者の就労支援はどうあるべきか—IPS 個別就労支援からの学び，精神神経学雑誌，125（8）：677-687，2023.

参考文献・ウェブサイト

二本柳 覚，他：これならわかる〈スッキリ図解〉精神保健福祉制度のきほん，翔泳社，2021.
厚生労働省ホームページ：地域生活支援事業の概要.
　https://www.mhlw.go.jp/stf/seisakunitsuite/bunya/hukushi_kaigo/shougaisha

hukushi/chiiki/gaiyo.html（最終閲覧日：2024 年 2 月 27 日）

厚生労働省ホームページ：精神障害にも対応した地域包括ケアシステムの構築について.

　　https://www.mhlw.go.jp/stf/seisakunitsuite/bunya/chiikihoukatsu.html（最終閲覧日：2024 年 2 月 27 日）

ACT-J パンフレット作成委員会：ACT パンフレット，2004.

　　https://www.ncnp.go.jp/nimh/chiiki/documents/20061228_act1.pdf（最終閲覧日：2024 年 2 月 27 日）

斎藤　環：オープンダイアローグとは何か，医学書院，2015.

森川すいめい：オープンダイアローグ―私たちはこうしている，医学書院，2021.

国立精神・神経医療研究センター　精神保健研究所　地域精神保健・法制度研究部：こころとくらし，援助付き雇用／個別就労支援プログラム.

　　https://cocokura.ncnp.go.jp/work/technique-ips/（最終閲覧日：2024 年 2 月 27 日））

厚生労働省ホームページ：障害者の就労支援について，2021.

　　https://www.mhlw.go.jp/content/12601000/000797543.pdf（最終閲覧日：2024 年 2 月 27 日）

坂田三允（総編集）：精神看護エクスペール 5　精神科リハビリテーション看護（第 2 版），中山書店，2009.

14 | 当事者とその家族への支援

山田　典子

《目標＆ポイント》
(1) 精神疾患からの回復と地域生活および再発防止を支えるための当事者によるピアサポート活動，家族会活動および組織について説明できる。
(2) 精神疾患をもつ当事者とその家族を支えるための活動について説明できる。
(3) 社会の中での居場所や過ごす場所，仲間を見つける等，障害の有無にかかわらず人が人として生を営んでいく上で必要なソーシャル・サポートの種類と内容を説明できる。
《キーワード》　家族会，当事者活動，WRAP，リカバリー，精神障がい者にも対応した地域包括ケアシステム，アドボカシー

社会の中での居場所や過ごす場所，仲間を見つけることは，障害の有無にかかわらず人が人として生を営んでいく上で誰にとっても必要である。

1. 地域移行と地域生活の維持支援

入院中は「患者」と呼ばれていた精神障害者が，退院すると「当事者」「ケース」と呼ばれる。日本の精神病床の平均在院日数は世界に突出して長く，2004（平成16）年の「精神保健医療福祉の改革ビジョン」において「入院医療中心から地域生活中心へ」と謳われ，様々な取組が実施されてきた。2005（平成17）年に障害者自立支援法の公布，2006（平成18）年は改正障害者雇用促進法施行，2008（平成20）年には精神障がい者の

地域移行に必要な体制の総合調整役を担う地域体制調整コーディネーターや利用対象者の個別支援などにあたる地域移行推進員を配置する精神障害者地域移行支援特別対策事業が開始された。2010（平成22）年には障害者自立支援法が改正され，身体障害，知的障害，精神障害に加え発達障害も支援の対象となった。同年，精神障害者地域移行・地域定着支援事業も開始され，精神疾患への早期対応を行うための**ピアサポーター**の活動費用も追加計上された。

　翌2011（平成23）年から精神障害者アウトリーチ推進事業が開始された。多職種によるアウトリーチ支援が推奨される **ACT（Assertive Community Treatment：包括型地域生活支援プログラム）** は，重い精神障害をもった人であっても，地域社会の中で自分らしい生活を実現・維持できるよう包括的な訪問型支援を提供するケアマネジメントモデルである。特徴としては，看護師・精神保健福祉士・作業療法士・精神科医からなる多職種チームと行う，利用者の生活の場へ赴く**アウトリーチ（訪問）** が支援活動の中心となっている。特に，24時間365日のサービスを提供するといった高い理念をもち，地域で暮らす精神障がい者をバックアップする。このシステムを継続するために，スタッフ1人に対し担当する利用者は10人以下としている。ACTでは，**リカバリー（recovery）** の概念を理解し，訪問を中心に行う「地域生活中心のサービス」（community-based），「その人のあり方を中心に据えた支援」（person-centered），「その人やその人を取り巻く周囲の環境の長所，能力に焦点を当てた支援」（strength perspective）を実施している。しかし，この事業は10年後，新型コロナウイルス感染症のパンデミック禍で先細りとなった。

　また，地域定着支援事業においては，住まい（障害者総合支援法に基づく訓練等給付）についての自立生活援助がある。障害者支援施設やグループホーム等から一人暮らしへの移行を希望する知的障がい者や精神

障がい者などについて，本人の意思を尊重した地域生活を送れるよう支援するため，障がい者の理解力，生活力等を補う観点から，一定の期間にわたり，定期的な巡回訪問や随時の対応をするといった，適正なタイミングで適切な支援を行うサービスが創設された。

　2013（平成 25）年に障害者自立支援法が障害者総合支援法に改正・改名され，難病も支援の対象に加えられた。自立支援給付と地域生活支援事業の二本柱でサービスを提供し，「良質かつ適切な精神障がい者に対する医療の提供を確保するための指針」において，①精神障がい者が地域社会の一員として安心して生活していく権利享有の確保，②精神障がい者の社会復帰促進，自立，社会経済活動への参加促進，社会貢献できるような医療の提供，③ピアサポートの促進，④新たな入院患者については 1 年未満の退院を目指す，ことが謳われた。その後，2014（平成 26）年に，精神障害者地域生活支援広域調整等事業が開始され，「長期入院精神障害者の地域移行に向けた具体的方策の今後の方向性」として，患者本人の他，医療者の意識改革を含む病院の構造改革や地域における住居の確保，生活支援サービスなどの必要性が示された。また，2015（平成 27）年には生活保護受給者の自立支援を強化する生活困窮者自立支援法が施行された。

　以下に，精神障害がある人を地域で支援する拠点となる施設を紹介する。

（1）地域活動支援センター

　地域活動支援センターは，障害者総合支援法に基づいて都道府県が主体となって基準を定め，市町村が強化事業を担っている（**表 14-1**）。精神障害に限らず知的障害，身体障害を有する人が利用可能である。

　2018（平成 30）年には改正障害者総合支援法と精神障がい者の雇用の

表14-1　地域活動支援センターの概要と類型

	Ⅰ型	Ⅱ型	Ⅲ型
目的	利用者（地域活動支援センターを利用する障がい者および障害児）が，地域において自立した日常生活または社会生活を営むことができるよう，利用者を通わせ，創造的活動または生産活動の機会の提供および社会との交流の促進を図るとともに，日常生活に必要な便宜の供与を適切かつ効果的に行う。		
事業内容	専門職員（精神保健福祉士など）を配置し，医療・福祉および地域の社会基盤との連携強化のための調整，地域住民ボランティア育成，障害に対する理解促進を図るための普及啓発などの事業を実施する。相談支援事業を併せて実施ないし委託を受けていることを要件にする。	地域において雇用・就労が困難な在宅障がい者に対し，機能訓練，社会適応訓練，入浴などのサービスを実施する。	（ア）実施主体から委託を受ける場合には，地域の障がい者のための援護対策として地域の障がい者団体などが実施する通所による援護事業（雇用・就労が困難な在宅障がい者に就労・生活の場を提供。小規模作業所）の実績を5年以上有していること。（イ）自立支援給付に基づく事業所に併設して実施すること。

義務化を謳った改正障害者雇用促進法が施行された。2年後の2020（令和2）年に行われた障害者雇用促進法の改正では，短時間労働の障がい者の雇用や中小事業所における障がい者の雇用を促進する措置が追加された。2021（令和3）年の障害者総合支援法の改正では，事業所の感染症対策やインターネットなどを利用した在宅など遠隔でも受けられる支援について定められた。

　それぞれの相談に対応する施設として，障害者就業・生活支援センター，ハローワーク，市区町村，指定特定相談支援事業者，地域障害者職業センター，就労移行支援事業者，障害者職業能力開発校（委託訓練実施拠点校），社会福祉法人，就労定着支援事業所，就労継続支援事業者（A型，B型）がある（**表 14-2**）。

表 14-2　障がい者雇用に関する各種相談援助と相談窓口

	障害者就業・生活支援センター	ハローワーク	市区町村，指定特定相談支援事業者	地域障害者職業センター	就労移行支援事業者	障害者職業能力開発校等	職業能力開発校（委託訓練拠点校）	社会福祉法人等	就労定着支援事業所	就労継続支援事業所（A型，B型）
就職に向けての相談	・就労に関する様々な相談支援	・職業相談・紹介	・障害者相談支援事業	・職業カウンセリング，職業評価						
就職に向けての準備，訓練		・公共職業訓練 ・障がい者の態様に応じた多様な委託訓練 ・職場適応訓練		・職業準備支援	・就労移行支援	・公共職業訓練	・障がい者の態様に応じた多様な委託訓練			
就職活動，雇用前・定着支援	・就業面と生活面の一体的な支援	・求職登録，職業紹介 ・障がい者トライアル雇用 ・継続雇用の支援（在職中に障がい者となった場合）		・職場適応援助者（ジョブコーチ）事業 ・精神障がい者の職場復帰支援（リワーク支援）				・職業適応援助者（ジョブコーチ）支援事業	・就労定着支援事業	
離職・転職時の支援，再チャレンジへの支援		・職業相談，職業紹介，雇用保険の給付								・就労継続支援

（2）地域障害者職業センター

　地域障害者職業センターは障害者雇用促進法に基づき，高齢・障害者雇用支援機構が設置するもので，各都道府県に 1 か所以上ある。障がい者への専門的なリハビリテーションサービスや事業主に対する障がい者の雇用管理に関する相談や援助を行う。

　就労支援が進む一方で，認知症や精神障害，発達障害等を有する人へのサービス提供の遅れが目立つようになった。我が国は先進諸国の中で突出した高齢社会となり，少子化に歯止めがきかない状況となっている。自宅での精神障がい者の介護者の高齢化や死亡，生産年齢人口の減少による税収の縮小，枯渇に向かう年金財源，経済の先細り，自殺や虐待の増加等の多くの課題を抱えている。

2. 再発防止を支えるための当事者によるピアサポート活動

　精神障がい者の回復のゴールは「就労」だけではない。精神症状が落ち着き，治療行動も安定し，他者とのかかわりで相互の支援関係が創れるようになると就労も現実的になる。障害をもつ当事者自身が，体験を活かして他の障がい者に対し相互に支援を行うといった，当事者が備えている力量を活かす，相互に支援し合う行動も回復を促し，日々の生活を安定に向かわせるものである。精神の病がある人にとって，当事者活動やピア（仲間同士の）活動が効果的かつ重要なリソースである。

　精神障害に関する当事者活動は，1930 年代にアメリカでアルコール依存の人が集まってできた**アルコホーリクス・アノニマス**（Alcoholics Anonymous®：**AA**）により始まった。1940 年代にはニューヨーク市で，精神障害をもつ人たちが自分たちの居場所づくりの目的で自助グループ活動を行った。これは**クラブハウス**と呼ばれ，精神障害者リハビリテー

ションモデルの一つとして全米に広がった。そこではメンバーとスタッフは上下関係ではなく対等な関係であり，ピアから支援を受けた経験やピアサポーターとして支援を行った経験をとおして，当事者のリカバリーやエンパワメントが促進されていった。その後，1970 年代には**WRAP（Wellness Recovery Action Plan：元気回復行動プラン）**がアメリカの精神障がい者のグループによって開発され，1980 年代には精神障害をもつ当事者が支援の専門家として認定され，**ピアスペシャリスト**として活躍するようになった。

　我が国でも 1980～1990 年代にかけてピアカウンセリングの養成が始まり，2000 年代にはピアヘルパーの養成が大阪府から全国に広がっていった。たとえばピアヘルパーとして同じく精神障害を持つ人に対しホームヘルプ（居宅介護）を提供する事業が起こされたり，精神障害者退院促進支援事業の推進役スタッフとして当事者が「**ピアサポーター**」として雇用されたりした。

　2009（平成 21）年にピアサポート活動を行う人材を育成する研修プログラムが開発され，2010（平成 22）年には障害者総合支援法の地域生活支援事業にも導入され，各自治体が独自にピアサポーターを養成している。2014（平成 26）年に精神障がい者ピアサポート専門員養成研修が開始され，この研修を実施する組織として日本メンタルヘルスピアサポート専門員研修機構が設立された。同機構のピアサポート専門員は，ピアサポート活動を行う専門職と位置づけられている。ピアサポーターと似た用語に「ピアスタッフ」がある。このピアスタッフは，ピアサポーター活動により賃金を得ている当事者のことである。ピアスタッフの全国的な協会も複数設立されている。ピアサポーターやピアスタッフは精神障害のある人が利用できる社会資源であり，特記すべき点として，支援を受けるだけではなく，自分の強みや経験を活かして支援を行うことが挙

げられる。精神障がい者はスタッフとして組織に所属し，社会に貢献できることから，社会参加の一つの方法と認められている。障がい者のピアサポートの専門性が評価され，このことも精神障害当事者や関係者のエンパワメントにつながっている。

3. 患者会等のピアグループ活動

　精神障害がある人のピアグループとして代表的なものに患者会がある。患者会には病院等の医療機関が主導して組織されたものや当事者が主体となってできたものがある。疾患ごとのピアグループには，前述したアルコール使用症患者が自助を行う AA や日本発祥の断酒会，DARC という薬物使用症患者のリハビリテーション施設がある。他にも気分障害，強迫性障害，摂食症群，成人の発達障害等の自助グループや組織がある。感染症が蔓延し社会活動が制限された 2020（令和 2）年から 2022（令和 4）年の間に，患者会を SNS や Zoom 等を用いて継続して開催していたグループもあり，当事者同士がつながる方策が拡大した。ピアグループ活動では，個人の体験を「語り」，互いの共通点や相違点から物事への対処法や生き方のヒントを得ている。「語り」は，「病いの意味が生じる源泉」（「文化」「個人」「社会関係」）と関連している。

　精神科医であり医療人類学者でもある**クラインマン**は，「病」を以下の4つに分類して説明している[1]。

①「症状自体の表面的な意味」

　たとえば，「お腹が痛い」という症状は「緊張している」，「食欲がない」という症状は「心配事がある」ということを連想させる。このような連想は，特定の文化や時代を超え共通する。病には普遍的で常識的なレベルの意味が付着している。

②「文化的に際立った特徴をもつ意味」

　たとえば，中世に流行した黒死病（ペスト），近代のハンセン病や結核，現代のがんやエイズ，ここ数年にパンデミックを引き起こした新型コロナウイルス感染症など，その時代を特徴づけ，象徴的な意味を成す病がある。これらの病名は，他の病気とは異なる独特の社会的反応を引き起こさせる。

③「個人的経験に基づく意味」

　病は単なる生物学的な出来事ではなく，幼少時の体験や挫折や失敗などの経験が現在の病気や症状と結びつけられて形作られる。人生の様々な出来事と結び合され，その人にとって独特の意味を帯びるものとして存在する。

④「病を説明しようとして生じる意味」

　家族や友人あるいは医師や看護師の「原因は何か」「なぜ発症したのか」「これから先の予後はどうなるのか」という疑問に対し，納得のいく説明を与えようとする中で構成されていく意味づけが生じることもある。

　この分類からも，病いの意味が社会や文化の中に埋め込まれ，個人の中で生み出され，個人を取り巻く社会環境の中で共同で構成されていくことが読み取れるであろう。つまり，病の意味が生じる源泉に「文化」「個人」「社会関係」の3つの要素があり，上記の①と②は「与えられる意味」であるのに対し，③と④には「創り出される意味」がある。精神看護では，患者や家族の語りに耳を傾け，当事者によって意味づけられ，語られる病いの現象をケアに結びつけることが求められる。看護師は，当事者の意思を代弁したり，支援するアドボカシーをになうことがある。

4.　家族会活動および組織

　精神障がい者の家族の健康状態は，患者に幻覚や妄想などの症状があ

り病状が安定しないことや，家族の余暇時間が保てないこと等と関連して，高血圧などの生活習慣病や不定愁訴が訴えられることが多い。また，精神疾患は慢性の疾患であり，入院の前後で長期間の介護を必要とするため，家族の負担が大きいことが明らかとなっている[2]。健康状態，家族の対処力とソーシャル・サポートの状況，家族システムへのアセスメントから，精神障がい者家族のストレスの度合いは，精神障がい者の病状と互いに影響し合っていることがわかった。長期に及ぶ治療や安定しない病状によって，大きな介護負担を感じる家族の健康を保つことは大切である。精神障がい者の母親の体験を明らかにした研究では，精神障がい者の病状の変化などが理解されにくいことから，母親は家族や社会の中で孤立無援の状態となる時期があり[3]，メンタルヘルスへのサポートが必要である，同様に身近な介護者である配偶者（とりわけ妻）や兄弟も孤立無援感を抱きやすい。家族の精神的健康を保つためには，家族への教育的介入と支援が必要で，家族が自分の時間を保つことが出来るように患者と家族の関係を調整する。また，家族が自分の時間をもてるよう，精神障がい者が参加できる社会資源が増加することが望まれる[3]。

　大塚の調査では，労働者が行う回避コーピング（『気晴らし』，『否認』，『アルコール』，『行動的諦め』）の平均値が18.9であるのに対し，精神障害者家族の回避コーピングの平均値は21.1であり，高い結果が示されている[4]。また，回避コーピングを用いるほど精神的健康が悪化しており，家族の自分のために使える時間が少ないことは，精神的健康の悪化に影響することがわかっている[5]。これらを回避するためにも家族会の存在は大きい。活動を通して，精神疾患患者の家族であるという自ら抱くスティグマ（偏見）から少し離れて，「家族であるからこその苦痛や苦悩」を吐露し，自分だけが抱えている苦労から一瞬でも解き放たれる場となるからである。

家族のピア活動には，家族会など精神障がい者を家族にもつ人によって組織されるものがある。組織の設立主体は，病院や保健所など患者会と同様に様々である。家族会の活動としては，自身の体験や気持ちを話し合ったり，レクリエーションを行ったりする他，医療関係施設などの見学や研修会の開催等がある。家族会は親が中心であるが，兄弟姉妹の自助グループもある。同じ悩みをもつ兄弟姉妹たちと語り合うことでエンパワメントが促進され，問題解決に至ることもある。自身の親世代の逝去後，「親亡き後」をどう支えるかが課題となる。障がい者の家族としての体験を，インターネットを通じて発信する活動もなされており，保健センターや保健所，病院や診療所等でも情報提供されている。

5.　精神障がい者にも地域包括ケアの促進を

　地域生活を中心とすることを基軸とした施策を進めるため，毎年のように法制度が変遷し，精神障がい者が地域の一員として，安心して自分らしい暮らしができるよう，医療，障害福祉・介護，社会参加，住まい，地域の助け合い，教育が包括的に確保されたシステムを目指して，2017（平成 29）年に「精神障害にも対応した地域包括ケアシステムの構築」が提示されるに至った（**表 14-3**）[6]。

　地域包括ケアシステムの構築は，介護保険導入以前より市町村の保健師が主体となり，地域の自主性や主体性に基づき，地域の特性に応じた健康づくりが進められてきた。地域担当保健師による「地域の課題の把握と社会資源の発掘」，地区組織活動を基盤に据えた「地域の関係者による対応策の検討」，健康日本 21 事業の「実施と評価」で PDCA サイクルを回し，保健分野が地域包括ケアシステムの舵取りをしてきた。およそ 4 半世紀が過ぎ，地域の高齢者の実態や個々の高齢者の具体的なニーズの把握と支援がシステム化された。

表 14-3　精神障害にも対応した地域包括ケアシステムの構築プロセス

	目標値の例
協議の場の設置	○区市町村，障害保健福祉圏域，都道府県（政令市等）各層での設置　○自立支援協議会との連携　○協議の場からの首長宛提言数　○行動計画が策定されPDCAサイクルが回っているか，各項目について議論されているか
普及啓発	○実施数，対象者数　○市民向け講座の実施 ○ピアサポートの活用
家族支援	○家族会の開催状況　○家族向け相談・支援の状況 ○協議の場で家族のニーズ等を共有しているか
住まいの確保	○グループホーム整備への補助金の有無　○公営住宅活用実績　○住まい確保のための宅建協会との協議の場 ○住まい確保のためのマニュアル
ピアサポートの活用	○養成研修実施数・受講者数　○活動実績数 ○登録者数　○活動内容の評価の実施
アウトリーチ支援	○アウトリーチ支援を必要とする者のニーズ把握ができているか　○多職種が連携して，地域生活を支援を実施する仕組みがあるか
退院後の医療等継続支援	○ガイドラインに基づく支援が実施されているか ○（ガイドラインを基にした）自治体のマニュアルがあるか
研修	○精神科病院スタッフ向け研修の実施および参加者数（＋参加職種数）　○多職種参加研修の実施 ○官民，多職種協働による研修会の開催 ○障害福祉サービス事業所向けの研修会の開催
地域移行	○地域移行支援，地域定着支援の利用者数　○地域移行支援の件数に結びついているか　○医療・福祉・行政・保健が協働した地域移行のプログラムがあるか ○院内研修会の参加者数 ○入院中患者へのプログラム実施者数 ○退院者数
構築状況の評価	○取組前と取組後を比較して，取り組んだことの評価（地域の強み）ができているか ○協議の場でのPDCAサイクルが回っているか

（厚生労働省ホームページ：精神障害にも対応した地域包括ケアシステム構築支援情報ポータル．https://www.mhlw-houkatsucare-ikou.jp/より転載）

6. 地域との協働を通した社会資源の活用で，誰もが暮らしやすい地域づくりへ

　精神障害に対応した地域包括ケアシステムや障害福祉サービス等はまだ不十分ではあるものの，当事者や家族の発信の成果ともいえる。看護師には当事者や家族の代弁者として，発信のサポートや権利擁護といったアドボカシー機能を担う役割がある。

　地域との協働を通した社会資源の活用では，障がい者自助活動組織や地域活動支援センターなどの生活支援組織が，積極的に地域の既存組織（自治会，町内会など）や住民と協働し，相互に支援し合っている事例もある。たとえば，障がい者施設が積極的に地域住民のボランティアを受け入れる，施設や設備を地域住民に貸し出す，地域主催の行事に積極的に参加する，地域の商店街と共同でイベントを開催する，地域のイベントに出店して作業で創作した作品を販売する等がある。また，大学や高校のメンタルヘルスの授業において，精神障害をもつ当事者としての体験を語ったり，家族としての体験を講演する，大学構内で精神障害のある就労継続支援施設利用者がパンや弁当の販売をする等の取り組みもある。

　学校や地元の商店街，体育館，時にはカラオケ店も，使い方によっては精神障がい者にとって重要な社会資源となり，双方にとってプラスとなる。精神障がい者が地域に出ていくことにより，偏見や差別も軽減し，障害の有無にかかわらず人々が地域で共に暮らすことが当たり前という意識の形成につながる。

　受講生のみなさんにも，「こんな〜があったら」というものを想像してほしい。その想像が創造につながり，すべての人にとって暮らしやすい地域が創られていくだろう。

学習の課題

1．精神疾患の再発防止に必要な社会資源について調べ，ノートにまとめてみよう。
2．自分が暮らす街のソーシャル・サポートにはどのようなものがあるか調べてみよう。
3．本人に加え，家族を支えていくことの意味を考え，ノートにまとめてみよう。

引用文献・ウェブサイト

1）アーサー・クラインマン，江口重幸，他（訳）：病いの語り―慢性の病いをめぐる臨床人類学，誠信書房，1996.
2）田上美千佳：精神障害者をもつ家族の「いま，ここで」の在りようを考える，看護，54（7）：59-63，2002.
3）佐藤朝子：精神障害者を子にもつ母親の体験―女性の生活史の観点から―，日本赤十字看護大学紀要，20：1-10，2006.
4）大塚泰正：理論的作成方法によるコーピング尺度：COPE，広島大学心理学研究，8：121-128，2009.
5）松田陽子，他：精神障害者を抱える家族の精神的健康に影響を与える要因の検討，三重県立看護大学紀要，17：59-65，2013.
6）厚生労働省ホームページ：精神障害にも対応した地域包括ケアシステム構築支援情報ポータル．
https://www.mhlw-houkatsucare-ikou.jp/（最終閲覧日：2024 年 2 月 18 日）

15 | コンサルテーションと リエゾン精神看護

山田 典子

《**目標＆ポイント**》
精神看護がより一層求められる時代において，
(1) 看護場面におけるコンサルテーション活動の実際がイメージできる。
(2) プロセス・コンサルテーションの理論と技法について説明できる。
(3) リエゾン精神看護（身体科における精神看護）について述べることができる。

《**キーワード**》 コンサルテーション，プロセス・コンサルテーション，リエゾン精神看護，専門看護師（CNS），ナース・プラクティショナー（NP），高度実践看護師（APN）

1. 看護におけるコンサルテーション

　社会構造の目まぐるしい変化，社会・経済的な問題，そして相次ぐ災害や感染症パンデミックなどが人々の心の健康を脅かしており，精神科を受診する患者数は年々増加している。

　看護場面におけるコンサルテーション（consultation）とは，相談，協議，専門職としての見立てに基づく支援を指す。臨床の場であれば，「患者のケアを改善するための複数の専門職間の相互作用のプロセス」[1]である。コンサルテーションの定義は，看護学領域において「内外の資源を用いて，問題を解決したり変化を起こすことができるように，その当事者やグループを手助けするプロセス」[2]と述べられている。卓越した能

力を備えてコンサルテーションを提供する者（コンサルタント）と，仕事に関連する困難な問題をどのように扱うべきかについて，コンサルタントの援助を受けたいと自ら希望してコンサルテーションを受ける者（コンサルティ）との関係性が中心となる。同時に，それらを取り巻く治療環境や人間関係に着目する必要がある。コンサルテーションは専門性の高い役割であり，単に相談に乗る，アドバイスをするといった一方向的な助言や指導ではなく，コンサルタントとコンサルティがともに問題の明確化と問題解決に向かう，対等な相互関係のプロセスである[3]。コンサルタント（相談を受ける側）とコンサルティ（相談する側）は基本的に対等であり，コンサルティはコンサルタントの提案に従わなければならないという義務はない。

2.　臨床看護場面のコンサルテーション

　国際的に規定される高度実践看護者の「コンサルタントとしての能力」は，「継続的なケアを保証するために他の医療従事者に患者を照会し，また照会を受け，適切な時期に，他の医療従事者のコンサルタントとしての役目を果たすことができる」[4]と示されている。我が国ではコンサルテーションに専門看護師やナース・プラクティショナー，認定看護師，認定看護管理者を含む高度実践看護者が従事している。

　臨床看護の場ではどのようなコンサルテーション活動が想定できるであろうか。おおよそ3つの場面が考えられる。

　1つは，コンサルティがコンサルテーションを依頼する背景がクライエントの疾病や背景，ケアの困難である場合[5]，2つ目は，ナースが問題に巻き込まれている状況に対応する場合[6]，3つ目が，せん妄や認知症，Behavioral and Psychological Symptoms of Dementia：BPSD（認知症の行動・心理症状）など，高齢者に生じている現象が捉えられず対応に苦

慮する状況[3]である。これらの場面ではコンサルティが主体的に課題の解決に取り組むことが困難であることが多く，課題の明確化と共有の段階でコンサルティの準備状態を確認し，エンパワメントや新たな知識の提供，メンタルヘルスの支援[6]によりコンサルティが課題と向き合えるよう支援することが有益である。たとえば，課題を明確にし共有に至るまでに，コンサルタントが自身の中で展開する思考過程をコンサルティに提示してあげるといった教育的な働きかけを行う。具体的には，事例分析能力の磨き方と方法，感性の磨き方を提示する。また，情報の整理と解釈の仕方[7]や家族の感情や認識を代弁する方法も挙げられよう。さらに，新しい見方や援助の意味の言語化[8]方法を提示するなど，専門性の高い働きかけがコンサルタントからコンサルティへ提示することができる。

　コンサルテーションのねらいは，その課題の解決にとどまらず，将来同じような課題に直面した時に一人で解決できることでもある[9,10]。コンサルタントは支援の過程でカンファレンスを活用し，様々な職種の意見を取り入れながら課題を抽出する[3]，情報の整理や解釈を示すとともに，そのプロセスを言語化してコンサルティに説明する等，共有化を図る。一方，コンサルタントとコンサルティの専門分野が異なり，課題の明確化と共有の過程を円滑に進められない可能性がある場合は，課題についてコンサルタントがコンサルティと共に学ぶ[9]，コンサルティの専門性やリソースを尊重する[10]，他の専門家の支援を得る[2]ことにより課題の明確化と共有を進めることが重要である。

　コンサルテーションはコミュニティにおけるメンタルヘルスの予防概念における技法として発展した経緯があり[11]，①クライエント中心のケース・コンサルテーション，②コンサルティ中心のケース・コンサルテーション，③コンサルティ中心の管理的コンサルテーション，④プロ

グラム中心の管理的コンサルテーションの4つのモデルが示されている[10]。また、川野は、多くの情報から課題の要点を絞るために、経験に裏打ちされた専門的な知識と技術が重要である[9]と述べている。

（1）クライエント中心のケース・コンサルテーション

患者の問題に焦点を当て、コンサルティとコンサルタントが力を合わせ、ケアの改善に取り組む。たとえば、クライエント中心のコンサルテーションの依頼は、コンサルティがクライエントの疾病や背景、ケアの困難[5]、ナースが問題に巻き込まれている状況[6]、せん妄や認知症 BPSD など高齢者に生じている現象が捉えられず対応に苦慮する状況[3]における相談で見られた。宇佐美らはナース・看護チームへの働きかけとして、ナースのカタルシス*を図る、ケア方法の保証、患者理解の深化などを実施した[5]。安田はナースのエンパワメント、新たな知識の提供、問題状況のアセスメント、メンタルヘルスの支援などを実施していた[6]。

（2）コンサルティ中心のケース・コンサルテーション

コンサルティに焦点を当てたコンサルテーションである。コンサルテーションの依頼段階でコンサルティの中で依頼内容が明らかになっていない場合、問題を明らかにしたり、コンサルティの問題解決能力がどのくらいあるのかを見ていく[2]。そのような場合、課題を明確化するために依頼の主旨を共通理解するための「確認」と、情報収集をするための「問いかけ」が必要になる[9]。確認や焦点化のコミュニケーションとして、体勢や視線、頷き、相槌（あいづち）などの非言語的スキルと確認、受容、焦点化、共感などの言語的スキルが用いられる[12]。

＊カタルシス：心の中に溜まったネガティブな感情を解放し、気分を浄化すること。

（3）コンサルティ中心の管理的コンサルテーション

　コンサルテーションは課題の解決のみならず，対処能力の向上や成長，ケアの継続といった職能改善をもたらすことがある。コンサルテーションはコンサルタントとコンサルティが協働して進める動的なプロセスである。コンサルティの管理能力や管理的技術の向上を図ることにより，管理者の効果的な実践をサポートする。

（4）プログラム中心の管理的コンサルテーション

　コンサルティが所属する組織が抱える特定の問題の解決を目指し，システムの見直しを行うものである。たとえば，褥瘡予防に関するコンサルテーションを受け，アンダーウッドのプロセス[2]を活用し，課題の明確化のために依頼者や管理者，褥瘡委員へのインタビューを実施した例[13]。離職率を下げるコンサルテーションを受け，Lippitt のプロセス[14]を活用し，課題の明確化のために参加観察やインタビュー，アンケート調査を実施した例[15]。依頼時では問題のアセスメントを，導入期ではコンサルティとかかわりながら介入の焦点化を図る例も見られた[7]。

3.　プロセス・コンサルテーションの理論と技法

　プロセス・コンサルテーションとは，前述したコンサルテーションとほぼ同じ概念であるが，強いて言えば，コンサルティとコンサルタントの相互作用とその過程をより重視した概念である。単に助言や解決手段の提供ではなく，結論に至るまでの過程を重視し，その道程でコンサルティが課題解決のための思考過程を学び，コンサルタントの見守りのもとで行動・実践し，その結果どうなったかを振り返る，コンサルティの成長を重んじたかかわりである。

　シャインが示したプロセス・コンサルテーションの原則[16]を以下に示

す。

（1） プロセス志向

　プロセスなくして成果はない。たとえ成果があっても，プロセスがなければプロセス・コンサルテーションとはいえず，むしろ「プロセスを立案して管理すること」がコンサルテーションとなり，不十分なコンサルテーションにとどまる。

（2） 脇役志向

　問題・課題は一貫してコンサルティの問題であるということ。コンサルタントがコンサルティに代わって主役を演じてはいけないということを意味する。

（3） パートナーシップ志向

　コンサルタントとコンサルティが協働しなければ，コンサルテーションの成果が期待できない。コンサルタントとコンサルティの人間関係が構築されていなければ協働は困難である。①相手の自立を促すための関係性であり，②互いの専門性を尊重できる関係性であること，さらにコンサルタントは，③コンサルティが常に変化していること，④限られた時間の中での関係性（相互作用）であり，「終わりの時が来ること」を認識し，一時的に心理的・物理的距離が縮まったとしても，協働の在り方を俯瞰することも必要である。

（4） 無知志向

　コンサルタントはコンサルティの問題やその背景，事情について無知であり，それらをコンサルティから教えてもらわないとコンサルテー

ションはスタートしない，という自覚が重要である。

（5）支援に対する懐疑志向

　コンサルタントは，コンサルティからの依頼を快諾しなければならないという決まりはない。コンサルタントの依頼を「引き受けない」ことも場合によっては「支援」となりうる。依頼された内容が，コンサルタントの専門分野とは異なると判断した場合，他に適任なコンサルタントを紹介できると望ましい。

（6）責任志向，契約志向

　コンサルテーションはコンサルタントとコンサルティの信頼関係をベースとした「契約」である。そのために，①何が求められているのか，どこまで求められているのか，②何ならできるのか，どこまでならできるのか，③何をやりたいのか，ゴールはどこか，を明確にする必要がある。

　契約内容の確認が「責任」の第一歩である。そして，①～③のそれぞれに境界線を引く責任，コンサルティやその背後にあるシステムがコンサルテーションを必要としなくなるまで支援する責任がある。

（7）システム思考への志向

　何が起きているのか，変化を起こすとそこからどのような変化が生じうるのか，誰のための支援か，究極の目的は何か，組織と関係性に着眼することが必要である。いずれもシステム論的な発想，思考の枠組みとなる。
■コンサルテーションと似て異なるもの
　コンサルテーションと類似する概念には，相談やアドバイス，紹介，

依頼，カウンセリング，スーパービジョンが挙げられる[17]。スーパービジョンは，専門家が自分よりもより多くの経験や知識をもつ「同領域」の専門家に助言を得ることを示している。類似する概念の中でもコンサルテーションはスーパービジョンやコラボレーションが混乱しやすく，コンタントとコンサルティの専門性や上下関係，コンサルタントによる直接援助の有無，援助の責任の点で異なっている[10]。

　他にはコーチングという概念もある。コーチ（coach）とは馬車を意味し，馬車が人を目的地に運ぶことから転じて「コーチングを受ける人を目的達成に導くこと」を意味するようになった。その人の気づきを促し，目標を達成するために必要となる能力や行動をコミュニケーションによって引き出すことがコーチングである。スポーツ選手の指導では，選手のモチベーションを高めて，練習（学習）環境の整備を通じて，個人を伸ばすことになる。

　最後にカウンセリングとコンサルテーションの相違について考えてみよう。カウンセリング（counseling）は「相談・助言」という意味をもっており，日本語では「心理相談」とも呼ばれている。相談者はカウンセラーとの対話を通じて，自分の抱える悩みやつらさの解消を目指すプロセスを経る。カウンセラーとのコミュニケーションを通じて，相談者が自身の抱える問題に対する気づきを得たり，理解を深めたり，行動変容したりすることへの手助けを得る，いわば直接的な介入による支援である点がコンサルタントの立ち位置と大きく異なると言えよう。

4. リエゾン精神看護

　リエゾン精神看護の正式な名称は，コンサルテーション・リエゾン精神看護である。1902（明治35）年，アメリカの総合病院に精神科が併設され，大学病院を中心にコンサルテーション・リエゾン精神医学が発展

していった。日本ではこれらの概念が1970年代後半に紹介され，1988（昭和63）年に日本総合病院精神医学会が設立された。そして，2012（平成24）年の診療報酬改定により，多職種で構成される「精神科リエゾンチーム加算」が算定されるようになった。

　リエゾン（liaison）とは，フランス語で「つなぐ」「連携する」「橋渡しをする」ことを意味する。**リエゾン精神看護師**は，身体的疾患が主たる問題とされる一般病棟にて，精神症状を呈する身体疾患の患者に精神科看護の知識・技術を提供し，「こころとからだの包括的な視点を踏まえた」ケアを行う，あるいは一般病棟の看護師にケアの仕方について助言をする。他にも，患者の家族とスタッフ間やスタッフ同士の関係に支障が生じた場合に調整・介入することもある。要するに，精神科臨床の経験と知識をもとに，起きている現象を紐解き，事態が解決に向けて生産的に展開するように立ち回り，患者への看護の質が向上するよう尽力する。

　前述のようにコンサルティとコンサルタントは対等な関係をベースとし，上下の力関係を作らず，課題解決の主役にもならない。あくまでも依頼者（コンサルティ）が主体的に動けるように支援する。将来，同じような状況に直面した時には，対象が主体的に自らの力で対応できるように，今回の体験を学習資源にしてもらうよう，リエゾン精神看護師（コンサルタント）は黒子（歌舞伎で俳優の演技や舞台進行の介添えをする黒い衣装の人。表に出ないで物事を処理する人，陰で支える人を意味する）として支援する。

　リエゾン精神看護師は対象が患者や家族の場合には，入院・外来を問わず依頼を受ける。また，職場内のコンサルテーションでは，看護職を中心に医療スタッフすべてを対象とする。さらに，チームとしての部署，多職種チーム，ケア支援・提供システム等に連携や協働を阻害する状況が生じている場合も，リエゾン精神看護の対象と捉える。

　看護師は目まぐるしく発展・複雑化する臨床現場で，患者への直接ケア，患者の権利擁護，家族間の調整，医療安全やコスト感覚に根づいたケアの実施等，細やかな配慮を求められながら働いている。経験値が増えても，常に業務上の新たな判断と実践が求められる事態に緊張し，その判断が患者にとっての最善であったか，自律性を尊重できなかったのではないかなどと自責感や他責に感情が揺さぶられることがある。リエゾン精神看護師は，医療従事者から相談を受けることを通して，個人にかかわるだけではなく医療スタッフ全体を見て現象を捉え，包括的なアセスメントを行い，必要時には専門医療や専門の相談機関へつなぎ，継続的に支援することができる[18]。

　リエゾン精神看護は，①精神看護の知識や技術を身体疾患を主とする患者および家族のケアに取り入れ，より包括的で質の高い看護実践につなげる，②看護師が患者・家族支援を遂行できるように支援し，リアリティ・ショック＊＊やバーンアウト＊＊＊に陥らないように，看護師や医療職者のメンタルヘルスの維持・向上に働きかける，③精神看護学の視点での新たな看護の創造・開発に努めるという，3つの目標を基本とする。

＊＊リアリティ・ショック（reality shock）：新人看護師として入職した者が，看護職としての知識・技術・価値観が要求される職業的社会化のプロセスとして体験する。求められる看護ケアのレベルの高さに対して何もできない自己に直面し，「学生時代にもっと長期間の実習をしていたかった」「ハイリスクな患者のケアや診療にも深くかかわっておけばよかった」と痛感する等，実践準備ができていないと感じることを Kramer はリアリティ・ショックと定義した[19]。
＊＊＊バーンアウト（burn out syndrome）：看護師が患者や所属組織に対して献身的につくし努力したのにもかかわらず，期待した結果が得られないために生じる徒労感や欲求不満，消耗感，不信感等の対人関係に由来する慢性的なストレス刺激への反応。燃え尽き症候群とも言われ，虚脱感を伴う。

5.　我が国における精神看護の専門性の展望

（1）専門看護師，認定看護師

　1987（昭和62）年4月，厚生省（当時）の「看護制度検討会報告書」において，「複雑化する病棟管理を円滑に行っていくため，教育，訓練を受けたマネジメントのできる能力をもつ中間管理職を早急に育成する必要がある」という報告を受け，その7月に**専門看護師**制度設立に関する検討が開始された。

　続いて1995（平成7）年には日本看護協会看護研修センター内に「専門看護師・認定看護師認定室」が設置され，専門看護師，認定看護師の制度と教育に関するすべての事業や業務，研究開発を担当することになった。同年11月，日本看護協会専門看護師規則・細則が施行され，「精神看護」と「がん看護」分野が特定された。1998（平成10）年4月，「専門看護師・認定看護師認定室」から「専門看護師・認定看護師認定部」へと名称が変更され，その後，2004（平成16）年に「**専門看護師**」「**認定看護師**」「**認定看護管理者**」を商標登録するに至った。

　2012（平成24）年には，厚生労働省「チーム医療推進会議」において，看護師特定能力認証制度骨子（案），チーム医療推進のための看護業務検討WG，医行為分類（案），特定行為の実施体制・カリキュラムの検討がそれぞれなされた。また，同年の診療報酬改定において精神科リエゾンチーム加算が新設された。

　こうした過程を経て，2023（令和5）年9月時点で，**専門看護師**（Certified Nurse Specialist：CNS）の総数は3,096名，専門看護師教育課程は全14分野（112大学院319課程）に拡大している。開設当初は26単位の教育課程であったが，2023（令和5）年までを移行期とし，38単位の教育課程となった[20]。

　専門看護師は大学院修士課程にて学位を習得し，専門分野での臨床経験を積んだ者が，日本看護協会の認定試験を受験し，その資格と名称の使用が許可される。専門看護師は，専門看護分野において，①個人，家族および集団に対して卓越した看護を実践する（実践），②看護者を含むケア提供者に対しコンサルテーションを行う（相談），③必要なケアが円滑に行われるために，保健医療福祉に携わる人々の間のコーディネーションを行う（調整），④個人，家族および集団の権利を守るために，倫理的な問題や葛藤の解決を図る（倫理調整），⑤看護者に対しケアを向上させるため教育的役割を果たす（教育），⑥専門知識および技術の向上，ならびに開発を図るために実践の場における研究活動を行う（研究）という6つの役割を担う。

　2023（令和5）年5月時点での認定分野は，がん看護，精神看護，地域看護，老人看護，小児看護，母性看護，慢性疾患看護（慢性看護），急性・重症患者看護（クリティカルケア看護），感染症看護（感染看護），家族支援（家族看護），在宅看護，遺伝看護，災害看護，放射線看護となっている[20]。

（2）ナース・プラクティショナー

　さらに，日本看護協会では「看護の将来ビジョン」[2015（平成27）年6月]において，「常に人々の傍らで活動する看護職の，医療的な判断や実施における裁量の拡大を進める」と掲げた。その実現に向け2017（平成29）年度からは「ナース・プラクティショナー（Nurse Practitioner：NP）制度の構築の推進」を重点事業に位置づけ，アメリカなどのような医師の指示がなくとも一定レベルの診断や治療などを行う裁量を有するナース・プラクティショナー制度の構築に取り組んだ。

　海外では1960年代にアメリカでナース・プラクティショナーが導入

されて以降，カナダ，オーストラリア，ニュージーランド，シンガポール，アイルランドなどにも広がっている。そしてナース・プラクティショナーが介入することで，医療へのアクセスの改善や重症化の予防，高い患者満足度を達成できるなどの成果も示されている[21]。

　我が国では 2008（平成 20）年にアメリカのナース・プラクティショナー教育を参考に NP 教育課程が設置され，カリキュラムを有する開設校は，2023（令和 5）年 4 月時点で 13 校まで増加しており，修了者も 400 名に上る。ナース・プラクティショナーの教育課程は大学院修士課程に設置されており，フィジカルアセスメント，病態生理学，臨床薬理学などの科目を設け，対象者の身体状況を的確に把握し，診断や治療を提案するプロセスも学んでいる。ナース・プラクティショナーの教育課程修了者は，修得した知識や判断力を活かし，現場で看護実践を行っている。しかし，現在の法律のもとではナース・プラクティショナー教育課程修了者も保健師助産師看護師法で定める「看護師」であり，他の看護師と同様「傷病者もしくは褥婦に対する療養上の世話または診療の補助」という業務範囲内で活動をしている[22]。

　専門看護師，特定行為看護師＊＊＊＊，ナース・プラクティショナー，認定看護師とも，国家資格ではない点が共通している。法律上は「看護師」で，医師の指示のもとに療養上の世話をするのである。

6. 精神看護の専門性の発展の可能性

　世界中が新型コロナウイルス感染症パンデミックに覆われた 2020（令和 2）年から 2022（令和 4）年の 3 年間，またこの間に起こったロシアに

＊＊＊＊特定行為看護師：特定行為は診療の補助であり，看護師が手順書により行う場合には，実践的な理解力，思考力，判断力，高度かつ専門的な知識および技能が特に必要とされる。2023（令和 5）年 5 月現在 38 行為が特定されている。

よるウクライナ侵攻などを経て，精神看護がより一層重視されている。パンデミックや戦争で生き延びた人々が，これまでの様々な過酷な体験と向き合うのは「これから」である。

　すべての人が，尊厳をもち，主体的に自分らしく生きていくためには，心の健康が必要不可欠である。精神看護分野では，人々が互いに尊重し合い心豊かに生きていくことができるよう，看護学の立場から貢献することを目指し，心の健康問題を改善・解決する高い専門性をもった**高度実践看護師**（Advanced Practice Nurse：**APN**）の育成が急務である。

　施設から地域へと治療の主体を移行することを推進している精神医療において，精神看護は，統合失調症等の疾患において，①対応可能な患者の範囲が明確にされており，②対応可能な病態の変化が明確にされ，③指示を受ける看護師が理解しうる指示内容（判断の基準，処置・検査・薬剤の使用内容等）が示され，④対応可能な範囲を逸脱した場合に，早急に医師に連絡を取り，その指示が受けられる態勢が整えられてきている。

　近年，大学院を修了した精神看護の専門看護師やナース・プラクティショナーといった高度実践看護師が育成されている。こうした人材には，以下の能力が求められている。

（1）包括的な健康アセスメント能力

　看護における「アセスメント」とは，対象の患者から得られる「主観的情報」と，医療職の観察の結果得られた「客観的情報」をもとに，看護上の課題を分析することを指す。ナース・プラクティショナーは特定の医療行為も行える看護師であるため，一般の看護師よりも包括的なアセスメント能力が求められ，適切な医療ケア・看護ケアに迅速につなげるためにも，必要な情報を効率よく収集できるスキルが必要である。

（2）医療的処置マネジメント能力

看護師は医師の指示のもと，一定の範囲の医療的処置を患者に行うことが可能なため，医師がいない場で緊急の患者に対する医療的な判断を迫られるケースも少なくない。時間や場所，病状，患者の社会的地位を問わず，効果的で公平な医療的処置をタイムリーに提供するべく，医療的処置マネジメント能力を高める。

（3）熟練した看護実践能力

論理的な考え方と正確な看護スキルに基づく熟練した看護実践能力を身につけることが必要である。実践能力の核となるスキルには「ニーズをとらえる力」「ケアする力」「協働する力」「意思決定を支える力」の4つがある。NPは医師に近い立場で医療的処置も行える。看護師は幅広い視野をもって，患者にとって最適な手段を選び，QOLを高める看護を実践する。

（4）看護管理能力

高度実践看護師は一般の看護師よりも裁量があり，高度な知識・スキルを持ち合わせていることから，一般の看護師の指導スタッフとして管理業務を任されることもある。また，医師や看護師，薬剤師等，他の医療職とスムーズに連携するための架け橋としても機能する。このように，チーム医療をマネジメントする立場も務めなければならない。同じ病棟・病院の看護師や医療チーム全体を，責任をもってマネジメントする能力が求められるため，看護師の業務や研修などを通して問題解決能力やコミュニケーション能力を高め続ける必要がある。

（5）チームワーク・協働能力

　高度実践看護師は医師と看護師との間の架け橋となる存在であり，チーム医療において他（多）職種やケアマネジャー等との連携をスムーズにする役割を担う。患者のQOL向上を目指した対応を迅速に行うためにも，他職種と効果的に連携し，協力し合う関係を構築するチームワーク・協働能力を培う必要がある。

（6）医療・保健・福祉システムの活用・開発能力

　近年，ICT（情報通信技術）化やDX（デジタルトランスフォーメーション）化が進み，医療・保健・福祉に関するシステムを活用するには，個人情報や検査データなどの適切な管理，タイムリーな情報収集が欠かせない。また，より効果的・効率的に高度実践看護師の業務を行うには，適切なシステムを自身で考案・開発することも必要だ。普段の業務の中でICT化できるポイントを探すことも，システム活用能力・開発能力を伸ばすことにつながる可能性がある。

（7）倫理的意思決定能力

　看護師として働く上で，「治療方法の選択に悩む患者やその家族をどのように支えるか」「その人らしい最期とは何か」などの倫理的な課題は避けて通れない。高度実践看護師がチーム医療の中心的役割を担うこともあるため，倫理的課題を最善のゴールに導くための高い判断力（倫理的意思決定能力）が必要となる。常日頃から，倫理的課題を考える際のアプローチや考え方を理解し，倫理的課題を抱えるケースに対する実践・行動化についてシミュレーションするのも有益だろう。

　以上，7つの能力を高めていくことで，これからの日本において，専門職集団としての社会的な責務を果たしていくことが可能となるだろう。

学習の課題

1．コンサルテーションの定義について考え，まとめてみよう。
2．コンサルテーションの種類について調べ，ノートにまとめてみよう。
3．リエゾン精神看護の必要性について調べ，まとめてみよう。

引用文献・ウェブサイト

1) Caplan G：The theory and practice of mental health consultation, Basic Books, 1970.
2) パトリシア・R・アンダーウッド：コンサルテーションの概要—コンサルタントの立場から，パトリシア・R・アンダーウッド論文集　看護理論の臨床活用，pp 161-177，日本看護協会出版会，2003.
3) 和田奈美子，他：老人看護専門看護師による「コンサルテーション」活動，老年看護学，23（1）：12-16，2018.
4) 日本学術会議　健康・生活科学委員会　看護学分科会：高度実践看護師制度の確立に向けて—グローバルスタンダードからの提言—，2011，p 9.
https://www.scj.go.jp/ja/info/kohyo/pdf/kohyo-21-t135-2.pdf（最終閲覧日：2024 年 2 月 18 日）
5) 宇佐美しおり，他：精神看護専門看護師の活動成果に関する研究—直接ケアとコンサルテーションの機能に焦点を当てて—，臨床看護，31（11）：1622-1631，2005.
6) 安田妙子：精神看護専門看護師のコンサルテーションにおける援助内容—ナースへのインタビュー調査から，精神科看護，33（1）：49-56，2006.
7) 川崎優子，他：がん看護領域における外部コンサルテーション技術の構造，兵庫県立大学看護学部・地域ケア開発研究所紀要，18：23-33，2011.
8) 鈴木和子，他：家族看護に関するコンサルテーションのプロセスとその特質，家族看護学研究，9（1）：10-17，2003.
9) 川野雅資：コンサルテーションを学ぶ　改訂版，pp 1-52，クオリティケア，2017.
10) 丹羽郁夫：コンサルテーション，コミュニティ心理学研究，20（2）：143-153，

2017.

11) 高畠克子：コンサルテーション, コミュニティ心理学ハンドブック, pp 102-104, 東京大学出版会, 2007.

12) 稲森里江子：医学教育におけるコミュニケーション・スキル学習に関する研究—対人援助技術の活用による実証的アプローチ—, 人間福祉学研究, 3 (1)：59-74, 2010.

13) 高山 望, 他：支援プロセスから見た看護師に対するコンサルテーションの実際—褥瘡予防に向けた業務改善への取組み事例より, 看護総合科学研究会誌, 11 (2)：3-13, 2009.

14) Gordon Lippitt, et al：The consulting process in action, 2nd. Ed, Pfeiffer, 1986.

15) 板野優子：病院における組織コンサルテーションの効果について—看護師の離職率を下げるためのコンサルテーションを通して, 日本看護管理学会誌, 6 (1)：37-46, 2002.

16) エドガー・H・シャイン：人を助けるとはどういうことか〜本当の「協力関係」をつくる 7 つの原則, 英治出版, 2009.

17) 梅田 恵：「がん看護専門看護師のコンサルテーション」についての概念分析, 日本がん看護学会誌, 27 (2)：47-55, 2013.

18) 野末聖香, 他：精神看護専門看護師によるコンサルテーションの効果, 看護, 56 (3)：70-75, 2004.

19) Kramer M：Reality shock—why nurses leave nursing, C. V. Mosby, 1974.

20) 日本精神看護協会ホームページ：日精看オンライン　精神科認定看護師制度, 2023.
　　https://jpna.jp/education/nintei（最終閲覧日：2024 年 2 月 21 日）

21) Maier C, et al：Nurses in advanced roles in primary care—Policy levers for implementation, OECD Health Working Papers, 98, 2017.
　　https://doi.org/10.1787/a8756593-en.（最終閲覧日：2024 年 2 月 21 日）

22) 日本看護協会：2018 年度 NP 教育課程修了者の活動成果に関するエビデンス構築パイロット事業・報告書, 2019.
　　https://www.nurse.or.jp/nursing/np_system/pdf/report.pdf（最終閲覧日：2024 年 2 月 21 日）

索引

●配列は，欧文はアルファベット順，和文は 50 音順。＊は人名を示す。

分担執筆者紹介

(執筆の章順)

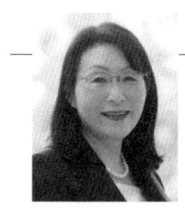

森　千鶴（もり・ちづる）
・執筆章→4・8・9

1979年	国立病院医療センター附属看護専門学校卒業
	国立国際医療センター　看護師
	東京都立中部総合精神保健センター　看護師
1990年	日本大学通信教育部法学部法律学科卒業　学士（法学）
	東京都立医療技術短期大学　助手
1993年	筑波大学大学院教育研究科カウンセリング専攻　修士（リハビリテーション）
	山梨医科大学　講師
1998年	筑波大学大学院　博士（心身障害学）取得
	山梨大学大学院医学工学総合研究部　教授
	国立看護大学校看護学部　教授
2007年	筑波大学医学医療系　教授
2021年	筑波大学　名誉教授
2021年～	現職　東京医療学院大学　副学長，教授
主な著書	『ストレングスに着目した精神看護学』（共著，精神看護出版，2023/2024）
	『教育と学習の原理』（共著，医学書院，2020）など

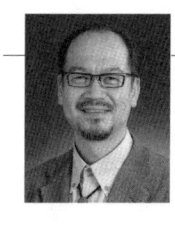

辻脇　邦彦（つじわき・くにひこ）
・執筆章→5・6・7

1985年	北海道立衛生学院看護婦第二科卒業
2010年	埼玉医科大学大学院看護学研究科精神保健看護学専攻修士課程入学
2012年	同課程修了
2013年	埼玉医科大学保健医療学部看護学科准教授（精神看護学）
2015年	東都医療大学ヒューマンケア学部看護学科准教授（精神看護学）
2017年	同上　教授（精神看護学）
2019年	東都大学（東都医療大学より名称変更）教授（精神看護学）
	現在に至る
主な著書	『看護者のための精神科薬物療法Q&A』（中央法規出版，2011）

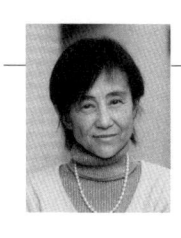

松下　年子（まつした・としこ）
・執筆章→ 10・11

1979 年 3 月	聖路加看護大学卒業 看護師・保健師として就業
2000 年 3 月	東京医科歯科大学大学院医学系研究科保健衛生学博士前期課程（精神保健看護学）修了
2004 年 3 月	東京医科歯科大学大学院医歯学総合研究科全人的医療開発学系専攻全人診断治療学講座心療・ターミナル医学分野修了（博士課程）
2004 年 4 月	国際医療福祉大学大学院入職（助教授）
2007 年 4 月	埼玉医科大学保健医療学部看護学科入職（教授）
2010 年 4 月	埼玉医科大学大学院看護学研究科入職（教授）
2012 年 4 月	横浜市立大学大学院医学研究科看護学専攻・医学部看護学科入職（教授）
2022 年 3 月	同大学・大学院定年退職（名誉教授）
専攻	精神保健看護学，アディクション看護学，サイコオンコロジー（精神腫瘍学）

主な著書（編集）

『事例から学ぶアディクション・ナーシング』（中央法規出版）

『アディクション看護学』（メヂカルフレンド社）

『患者と作る医学の教科書』（日総研出版）

編著者紹介

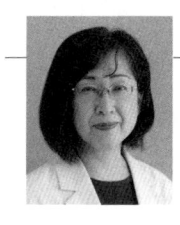

山田　典子（やまだ・のりこ）
・執筆章 → 1・3・14・15

学歴

1983 年 4 月〜1986 年 3 月	横浜市立大学医学部付属高等看護専門学校第 1 看護科卒業
2007 年 4 月〜2010 年 3 月	東京医科歯科大学大学院保健衛生学研究科博士（後期）課程 単位修得　精神保健看護学

職歴

1986 年 4 月〜1999 年 3 月	横浜市医務吏員 看護師, 保健師として勤務
1999 年 4 月〜2002 年 3 月	横浜市立大学看護短期大学部看護学科助手
2002 年 4 月〜2011 年 9 月	青森県立保健大学健康科学部看護学科専任講師
2011 年 10 月〜2015 年 3 月	札幌市立大学看護学部看護学科准教授
2015 年 4 月〜2023 年 3 月	日本赤十字秋田看護大学看護学部, 大学院看護学研究科教授 日本赤十字秋田看護大学教育研究開発センター認定看護師教育課程（認知症看護）非常勤講師「看護倫理」
2019 年 4 月〜2023 年 3 月	高度実践看護課程「精神看護」責任者 サブスペシャリティ「司法精神看護」「慢性期看護」
2018 年 4 月〜2024 年 9 月現在	北海道大学大学院医学院医学教室法医学教室非常勤講師「法医学」
2023 年 4 月〜	横浜市立大学医学部看護学科精神看護学領域長　教授 大学院医学研究科看護学専攻博士課程教授
2024 年 4 月〜	横浜市立大学大学院　高度実践看護課程「精神看護」責任者 サブスペシャリティ「リエゾン精神看護」「地域精神看護」

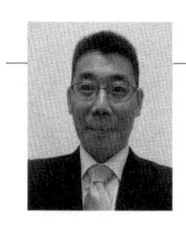

桐山啓一郎 （きりやま・けいいちろう）

· 執筆章→2・12・13

2006 年	岐阜県立看護大学看護学部看護学科卒業
	精神科病棟・精神科デイケア・精神科外来看護師，精神科に特化した訪問看護ステーションの管理者兼看護師として勤務（修士課程在学中を含む）
2013 年	横浜市立大学大学院医学系研究科修士課程看護学専攻修了
同年	精神看護専門看護師認定（2018 年，2023 年認定更新）リエゾン精神看護をサブスペシャリティとして総合病院に勤務
2020 年	岐阜県立看護大学大学院看護学研究科博士後期課程修了博士（看護学）
2023 年	名古屋市立大学大学院看護学研究科精神保健看護学分野准教授
	大学教員として教育・研究に従事しつつ，精神看護専門看護師として看護師のメンタルヘルス支援，看護管理者からのコンサルテーションなどを実践
専攻	精神疾患・障害のある方の希望を反映した看護実践，一般病棟における身体拘束最小化，看護師のメンタルヘルス支援
主な著書	『精神看護学概論』（理工図書） 『看護の世界：名市大ブックス 16』（中日新聞社）

放送大学教材　1887424-1-2511（テレビ）

改訂新版　精神看護学

発　行　2025 年 3 月 20 日　第 1 刷

編著者　山田典子・桐山啓一郎

発行所　一般財団法人　放送大学教育振興会
　　　　〒105-0001　東京都港区虎ノ門 1-14-1　郵政福祉琴平ビル
　　　　電話 03（3502）2750

Printed in Japan　ISBN978-4-595-32515-1　C1347